すぐできる！
すぐ効く！

豪州認定リメディアルセラピスト
マーティー松本

「動き」の
トリガーポイント

運動機能を向上、
スポーツ障害を予防改善

BAB JAPAN

は・じ・め・に

　近年の健康志向の高まりにより、小学生から中高年にいたるまで実に国民の7割以上が、ウォーキングなどの軽い運動を含め、広くスポーツを楽しんでいます。適度な運動は自律神経のバランスを整え、疲労感やストレスからも解放し、心の健康にも効果的です。健全な心身を築き上げるための運動やスポーツではありますが、その一方で、日常生活や運動に不自由をもたらす症状を併発するケースも少なくありません。
　そうした症状の原因の多くは、さまざまな「動き」によってもたらされた筋肉の酷使に起因します。本来、健康的な筋肉はしなやかで柔軟性があり、グッと力を入れた時に筋肉が収縮し、動きとパワーを発揮します。柔軟性が失われた不健康な筋肉は、筋線維がロープのようにピンと張ったように硬直し、身体を動かそうとする時に、筋肉のみならず関節や骨にまで負担がかかります。
　そうした状態で筋肉を無意識のうちに酷使していると、身体の動きが制限されるようになり、やがて運動障害へとつながっていくのです。
　ここで言う「運動」とは、私たちが日常生活の中で体を動かす身体活動から、散歩、ジョギングなどの軽い運動、動きを伴うあらゆる作業、アマからプロによる本格的スポーツに至るまでを指します。
　正しくメインテナンスできていない筋肉を使い続けると、筋肉の負担やオーバーユースとなり、やがて故障へとつながっていきます。使いすぎ症候群とも言われるように、テニス、ゴルフ、バレーボール、野球などで起こる「肘痛」「手首痛」「肩の痛み」、ゴルフ、野球などによる「腰痛」、ジョギングやマラソンなどによる「膝痛」、サッカーやバスケットボールなどの激しく動き回るスポーツに多い「足首痛」「アキレス腱痛」

「足底痛」「かかと痛」……。さまざまな症状で、多くの運動に携わる方たちが苦しんでいます。

そのようなさまざまな運動障害ですが、米国の研究文献によれば、実は真の原因が筋肉の「動き」によって酷使された筋肉内に形成された「トリガーポイント」とその活性化であることは少なくありません。そのような場合、本来の原因である「トリガーポイント」を非活性化しない限り、何度も何度も症状が繰り返し再発する可能性が高くなります。そして、身体の動きに制限がかかり、やがて運動や仕事をあきらめる結果となってしまいます。

本書では、各筋肉に形成されたトリガーポイントを見つけ出し、そこにアプローチすることによって各症状を軽減して身体の動きを向上させるとともに、筋肉本来の最高のパフォーマンスを発揮できる状態にする手法を紹介します。さらに、トリガーポイントを取り除くことによってしなやかで柔軟な筋肉の状態を作り、運動障害の予防や再発防止も実現していきたいと考えています。

なお本書は、専門書としてはベストセラーとなりました『すぐわかる！すぐ使える！　トリガーポイント療法』(マーティー松本著、BABジャパン刊)の続編として、上記書籍でカバーできなかった症状を取り上げています。肩凝り、首凝り、腰痛、膝痛などの症状へのアプローチを知りたい方は、上記書籍も併せて参考にしていただければ嬉しく存じます。

オーストラリア、ゴールドコーストにて
マーティー松本

CONTENTS

はじめに 2

理論編 —— 身体の痛みをとって「動き」を良くする

筋肉の構造と筋収縮 8
硬結とトリガーポイントとは 10
トリガーポイントの種類 14
トリガーポイントと指圧のツボの違い 14
トリガーポイント療法の効率性 16
オイルと触診 18
トリガーポイント施術の前に 19
トリガーポイントの触診と静止圧迫 20
トリガーポイントの静止圧迫のステップ 24
トリガーポイント療法の基本テクニック 25
トリガーポイント施術の心得 31
本書で紹介する各症状と関連筋肉（身体の動きを阻害する痛み） 32
別巻で紹介した各症状と関連筋肉（身体の動きを阻害する痛み） 34
本書で紹介する腕と足の関連痛の場所と筋肉 36
　腕前面・腕後面 36
　足首・足 37

実践編 —— 部位、筋肉別のトリガーポイント施術法

●肘痛、手首痛、腕の痛みに関係する筋肉
＜上腕の筋肉＞ 42
　上腕二頭筋
　じょうわんにとうきん 42
　上腕三頭筋
　じょうわんさんとうきん 47
＜前腕の筋肉（前面）＞
　腕橈骨筋
　わんとうこつきん 57
　円回内筋
　えんかいないきん 63
　回外筋
　かいがいきん 67
　橈側手根屈筋
　とうそくしゅこんくっきん 72

<ruby>長掌筋<rt>ちょうしょうきん</rt></ruby> ……………………………………………………………… 77
　　<ruby>尺側手根屈筋<rt>しゃくそくしゅこんくっきん</rt></ruby> ……………………………………………… 81
　＜前腕の筋肉（後面）＞ …………………………………………… 87
　　<ruby>肘筋<rt>ちゅうきん</rt></ruby> …………………………………………………………………… 87
　　<ruby>尺側手根伸筋<rt>しゃくそくしゅこんしんきん</rt></ruby> ……………………………………………… 91
　　<ruby>総指伸筋<rt>そうししんきん</rt></ruby> ………………………………………………………… 95
　　<ruby>長橈側手根伸筋<rt>ちょうとうそくしゅこんしんきん</rt></ruby> …………………………………… 99
　　<ruby>短橈側手根伸筋<rt>たんとうそくしゅこんしんきん</rt></ruby> …………………………………… 101

●足首の外側の痛みに関係する筋肉

　＜腓骨筋群＞ ………………………………………………………… 105
　　<ruby>長腓骨筋<rt>ちょうひこつきん</rt></ruby> ………………………………………………………… 106
　　<ruby>短腓骨筋<rt>たんひこつきん</rt></ruby> ………………………………………………………… 108
　　<ruby>第三腓骨筋<rt>だいさんひこつきん</rt></ruby> ……………………………………………………… 115

●足首の内側の痛みに関係する筋肉

　　ヒラメ<ruby>筋<rt>きん</rt></ruby> ……………………………………………………………… 120

●足底の痛みに関係する筋肉

　　<ruby>腓腹筋<rt>ひふくきん</rt></ruby> …………………………………………………………… 125
　　ヒラメ<ruby>筋<rt>きん</rt></ruby> ……………………………………………………………… 130
　　<ruby>長指屈筋<rt>ちょうしくっきん</rt></ruby> ………………………………………………………… 136
　　<ruby>長母指屈筋<rt>ちょうぼしくっきん</rt></ruby> ……………………………………………………… 141

●アキレス腱付近の痛みに関係する筋肉

　　<ruby>後脛骨筋<rt>こうけいこつきん</rt></ruby> ………………………………………………………… 145
　　ヒラメ<ruby>筋<rt>きん</rt></ruby> ……………………………………………………………… 149

●足の甲の痛みに関係する筋肉

　　<ruby>前脛骨筋<rt>ぜんけいこつきん</rt></ruby> ………………………………………………………… 150
　　<ruby>長指伸筋<rt>ちょうししんきん</rt></ruby> ………………………………………………………… 156
　　<ruby>長母指伸筋<rt>ちょうぼししんきん</rt></ruby> ……………………………………………………… 158

●大腿部外側の痛みに関係する筋肉
大腿筋膜張筋 ……………………………………………………………… 163

●股関節の痛みに関係する筋肉
恥骨筋 ……………………………………………………………………… 170
長内転筋と短内転筋 ……………………………………………………… 174

●背部の痛みに関係する筋肉
広背筋 ……………………………………………………………………… 180

●胸部の痛みに関係する筋肉
大胸筋 ……………………………………………………………………… 185

●肩甲骨周りの痛みに関係する筋肉
肩甲下筋 …………………………………………………………………… 193

おわりに ……………………………………………………………………… 200

付録
    腕の筋肉図（前面） …………………………………………………… 202
    腕の筋肉図（後面） …………………………………………………… 202
    脚の筋肉図（前面） …………………………………………………… 203
    脚の筋肉図（後面） …………………………………………………… 204
    下腿の筋肉図（後面） ………………………………………………… 205
    脚の筋肉図（外側） …………………………………………………… 206
    脚の筋肉図（内側） …………………………………………………… 207

＊万一、この書籍の内容をもとに発生したいかなる損害、障害等に対し、著者ならびに出版社は一切の責任を負いかねますので、あらかじめご了承ください。

理論編

身体の痛みをとって「動き」を良くする

まずは、筋肉の基礎知識から、
トリガーポイントについて、
施術の概要と流れはどのようなものか？
等々、わかりやすくご説明していきましょう。

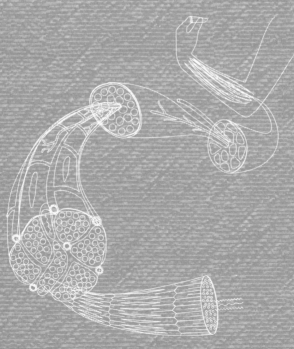

筋肉の構造と筋収縮

　私たちは身体を動かす時に、骨格筋という骨に付着している筋肉を動かすことにより"動く"という動作をしています。本来の筋肉はしなやかで柔軟で、しなやかな筋肉であればあるほど、柔軟な動きをすることができます。幼児の筋肉の状態がまさにそれで、大人ではできないような柔軟な動きを見せてくれます。

　しかし、筋肉は日常生活の同じ動作の繰り返しによる酷使や加齢などによって、やがて筋収縮を起こし、筋線維はロープのように硬くピンと張ったような状態に変わっていきます。それが"痛み"の原因になっていきます。

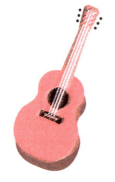

　例えば、楽器のギターを想像してみてください。ゆるく張った絃は響かないため、音を出すことができません。絃そのものも、緩い絃だと指でつま弾いた時にその衝撃を逃がすことができます。しかし、絃を強く張ると、音を奏でることができます。それは張った絃が"響き"を生み出すからです。

　その時にピンと張った絃を支えている両端の部分に強い負担がかかっていることは想像できます。そして指でつま弾いた絃そのものも強い衝撃がかかります。

　それと同じように、絃を筋肉、絃を両端で引っ張っている部分を腱や骨と考えた場合、筋肉が張った状態のまま筋肉を使うと、筋肉にダメージを与えるだけでなく、両端につながる腱、骨、関節部を"響かせてしまう"ことになります。その衝撃が積み重なることにより、やがて痛みを引き起こしていきます。

　骨格筋の断面（次ページ図参照）を見ると、筋線維束があり、その中に筋線維、さらにその中に筋原線維、そして筋原線維のもとになる筋フィ

ラメントがある、という構造になっています。

　筋肉に負担がかかると、筋フィラメントの中のアクチンとミオシンが、ブリッジの門を閉めるようにスライドし、筋節と呼ばれる部分が短縮されます。こうして、筋線維の中の筋節がいっせいに短縮することにより、筋収縮の状態を作り出します。これがクロスブリッジ説という、筋肉の機能において最も受け入れられている定説です（次ページ図参照）。

　筋肉への負担が軽くなれば、この門が開き、元に戻ります。そして筋肉の長さやしなやかさも回復します。毎日、筋肉への酷使が続くと、この門が閉まった状態でブロックされてしまうのです。

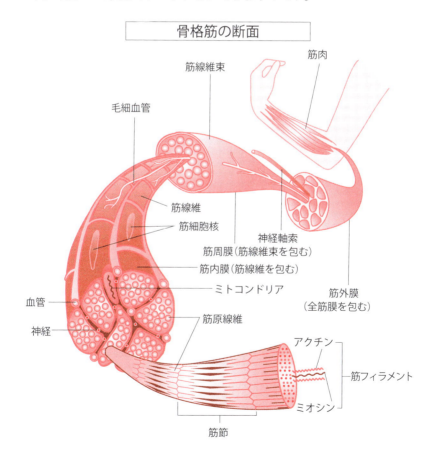

骨格筋の断面

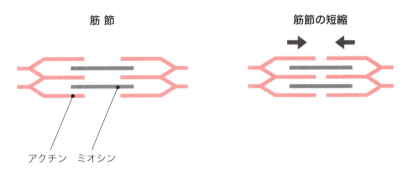

＊筋節は、アクチンとミオシンの両フィラメントがいくつか集まった単位で、その筋節がひも状につながったものが筋原線維。

硬結とトリガーポイントとは

　筋肉に継続的に負担が強いられ、特定の部分に負担がかかり続けると、門が閉まった筋節がさらに集まってコブのような状態を作ります。これがいわゆる硬結と呼ばれるものです。

　私たちの筋肉は、日常生活での継続的な筋肉の反復動作や同じ姿勢の継続、スポーツなどによる筋肉のオーバーユース、過度な負荷、疲労などにより、知らず知らずのうちに大きな負担を強いられています。

　筋肉は1本の太いかたまりではなく、筋肉の中を走る筋線維が、数百から数千もの単位で集まったものです。この筋線維を非常に細かな紐（ひも）だと想像してみてください。筋肉に緊張状態が続くと、筋肉を構成する中の筋線維がストレスを感じ、やがて筋線維という紐に1つ、2つ……と、結び目のようなもの（収縮した筋の硬結）を形成していきます。

　これは、最初はミクロの世界の話ですが、蓄積されていくと、筋肉の中で筋線維の結び目が重なって大きくなります。やがては、手で触れて

わかるようなしこり（硬結）となっていきます。また、紐状である筋線維自体も硬く束ねられ、ピンとロープを張ったような索状硬結（次ページ図参照）を形成します。

こうした硬結や索状硬結は、筋肉の中を走っている血管を圧迫し、血流障害を助長します。そのまま放置しておくと、硬結に存在する感覚のセンサーが過敏となって活性化することにより、やがて神経を刺激し、痛みやしびれなどを発する原因となります。

さらに、その硬結のポイントが引き金（トリガー）となり、その部分だけでなく、周りや離れた部位にまで痛みを放散（関連痛）するようになるのです。こうしたポイントを、トリガーポイントと言います。

トリガーポイントを圧迫すると、押した部分だけでなく、周りや身体の奥へズーンと響くような刺激を起こします。肩こりや頭痛、腰痛、手足のしびれ、神経痛や関節の痛みなども、このトリガーポイントが原因になっているものが数多くあると言われています。

トリガーポイント療法では、過敏化してしまった硬結内の感覚センサーを沈静化させます。つまり、活性化したポイントを不活性化させるのです。

トリガーポイントが形成されている筋肉は縮み、それにより毛細血管も圧迫されているので、硬結の部分に圧（静止圧迫）やストレッチ（筋筋膜リリース）、収縮運動（等尺性収縮）のような物理的刺激を加え、筋線維の結び目を解くことが必要です。

＊ストレッチと収縮運動については、マーティー松本著『自分ですぐできる！ 筋膜筋肉ストレッチ療法』BABジャパン刊を参照。

筋収縮を起こした筋線維にこうした硬結や索状硬結の状態が作り出されると、筋のしなやかさと柔軟性が失われ、筋肉そのもののパフォーマンスが発揮できません。しなやかで柔軟であればこそ、しなったムチでバシッと床をたたくように、一気に爆発力を発揮できます。それが健康的で動きに適した筋肉です。

トリガーポイント拡大図

A
- 索状硬結
- トリガーポイント（TP）
- 付着部TP
- 中央部TP
- 付着部TP

B
- 正常な筋線維
- 収縮した筋の硬結

トリガーポイントは、1本1本の筋線維の中に形成された硬結が重なったもの。索状硬結というロープのような半硬直状態の中に形成されることが多い。

私たちの身体は、ある筋肉（主動筋）を収縮し、ある筋肉（拮抗筋）を伸ばすことによって動くことが可能です。トリガーポイントの形成は、その筋収縮にも筋伸長にも制限がかかることにより、筋力の低下と身体の可動域の制限を余儀なくされます。それだけではなく、関節や骨にも負担を強いることになり、機能障害、運動障害へと悪化してしまいます。

　硬結を放置しておくと、その部分を流れる血管を圧迫し、血流障害を起こします。さらに、硬結をそのままにしておくと、その中のセンサーが過敏化し活性化します。そして火山が活性化して噴火するように、痛みの信号をその部分だけでなく、遠く離れた部位にまで放散するようになるのです。それが、トリガーポイントです。ある部分にできたポイント（硬結）が原因で（引き金となって）、"関連痛"と言われる痛みの放散を引き起こすのです。

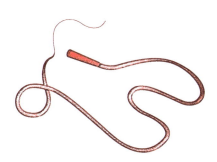

ムチのようにしなやかで柔軟な筋肉は、最大のパフォーマンスを発揮できる。

　こうした関連痛が起きるメカニズムは、残念ながら詳細には解明されていません。末梢神経からの信号を中枢神経で受け取る時に、電気コードが混線状態を起こすがごとく、脳に間違った情報を伝えるという説もあります。

　私の考えでは、各神経が通る筋肉の位置や経路が関係していたり、全身に張り巡らされた筋膜のネットワークが関係していたり、指圧のベースとなる経絡が関係している、などのケースもあるのではないかと考えています。

トリガーポイントの種類

トリガーポイントは、大きく分けて３段階あると考えてください。

1. **硬結・索状硬結**
    結び目のような硬いしこり、または、ロープのようにピンと張った固く緊張した半硬直状態のもの。潜在性、および活動性トリガーポイントに悪化する前の予備軍。
    トリガーポイントへ悪化する可能性があるので、触診で硬結を見つけたら、アプローチしておく必要があります。

2. **潜在性トリガーポイント**
    硬結の部分を指などで圧迫すると、ズーンというような痛みの感覚（関連痛）が身体の奥や周りへ響きます。

3. **活動性トリガーポイント**
    その部分を圧迫しなくても、痛み（関連痛）を感じます。

トリガーポイントと指圧のツボの違い

　指圧のツボは、経絡と言われる身体を流れる気（エネルギー）の通り道にある特定の場所に位置し、誰にでもそのツボは存在します。一方、トリガーポイントは、機能障害に陥った身体の筋肉に形成されますので、すべての人に必ず存在するものではなく、健康的な筋肉、筋膜を持つ人には形成されないこともあります。

　しかし、気の流れが滞りやすいツボの位置と、筋肉的な機能障害を起こしやすいトリガーポイントの位置は合致する場合も多いのです。ある説によれば、ツボとトリガーポイントの71％が位置的に一致するとも

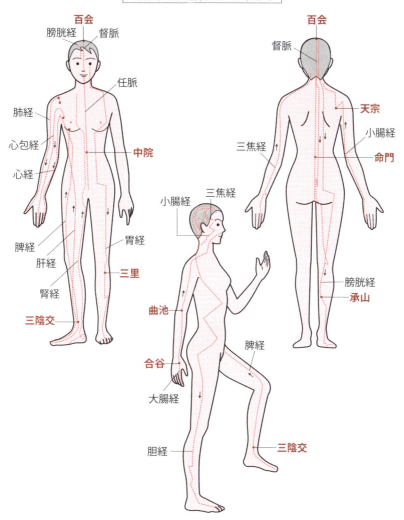

鍼灸の経絡および経穴

言われています。

　この関係性について明確には解明されていませんが、ツボを勉強されている方は、ツボの位置から、トリガーポイントが形成されていないかを探っていく方法もあると思います。ツボとトリガーポイントの位置が

合致するポイントを押圧をすることは、トリガーポイントの硬結を緩めるだけでなく、ツボ刺激により気の流れを調整することにもつながっていると私は考えています。

トリガーポイント療法の効率性

　通常、顧客が痛みを訴える場合、その痛みを訴える患部周辺に原因があるのか、あるいは、それ以外の部位に原因があるのかを探っていかなければいけません。患部周辺以外の部位に原因がある場合に役に立つのが、各筋肉ごとのトリガーポイントの関連痛域を示したチャート図です。これは、各筋肉にできたトリガーポイントがどういった部分に痛みを放散するかを示したものです。

　例えば、斜角筋です。次ページのチャート図を見てください。斜角筋は首にある筋肉でありながら、トリガーポイントが形成されると腕のほうに痛みを放散する特徴があります。私のサロンでも時々、腕が痛む、しびれるという方がいらっしゃいます。最初は痛む患部のあたりに原因がないか探っていきますが、もし斜角筋のトリガーポイントの関連痛域の情報を知っているならば、ひょっとして、斜角筋に痛みの犯人（原因）がいるのではないかという想定ができるのです。

　例えば、刑事が犯人を捜していく時、犯人の住家(すみか)はもちろん調べますが、犯人が逃亡してそこにいない場合、逃げそうな場所の情報を事前に入手できていれば、手当たり次第に探すより、効率の良い捜査ができるというものです。

　頭痛が頭板状筋のトリガーポイントと関係しているように、腰痛が腰方形筋や中殿筋のトリガーポイント、座骨神経痛が梨状筋のトリガーポイント、膝痛が大腿四頭筋のトリガーポイント、足首痛が腓骨筋やヒラメ筋のトリガーポイント、ゴルフ肘が長掌筋や尺側手根屈筋のトリガーポイント、足の甲の痛みが前脛骨筋や長指伸筋のトリガー

ポイントと、それぞれの筋肉と痛みの関係の情報を事前に入手できていれば、各症状を起こしている原因（犯人）を見つけ出す近道になるはずです。

　もし、犯人の逃げた場所の特定ができない場合は、やみくもに犯人を

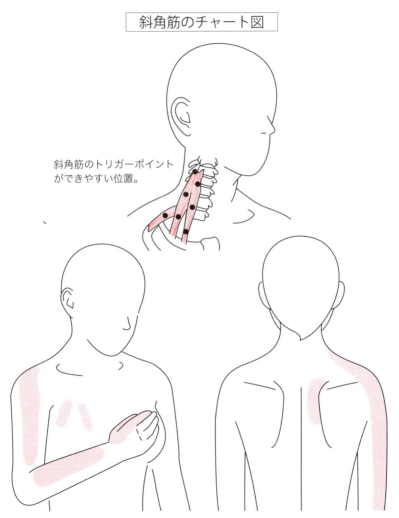

着色部分は、そのトリガーポイントによってもたらされる可能性のある関連痛ゾーン。

探す、施術で言えば、何もわからないまま、むやみに全身を強い圧でマッサージをしていくということになりかねません。必要ない部分を強い圧でゴリゴリすると、筋肉にダメージを与え、翌日に"揉み返し"となって痛みに悩まされることになりかねません。

　筋肉の必要な部分に必要な圧加減でアプローチして、それ以外の部分は気持ちよく流していくという、メリハリの効いた施術方法が本来は効率的で適していると考えます。"しっかりと効いて、しかも気持ち良い"というのがマーティー流のセラピーです。

オイルと触診

　この書籍でご紹介している手技は、基本的にはオイルを使用することを前提としています。

　オイルを使用する施術は、衣服の上やタオルの上から触診するよりも、肌に直に触れることにより、触診の精度が上がるというのが利点の1つです。トリガーポイントの硬結のサイズは、触診できる小さいものだと、針の頭くらいのもの（サイズ）からありますから、衣服やタオルの上からは、探すのが難しくなります。

　ただし、衣服やタオルの上からでも触診できる硬結もありますので、普段、ドライで施術されている方も、トリガーポイントの位置や押圧の仕方などは十分参考にしていただけると思います。

　また、オイルによる施術と手技は、血流改善に絶大な効果があり、硬結による血流障害が改善された後の老廃物排出を促すのにも効果的です。

　ご参考までに、マッサージに使用する代表的なオイル（＊キャリアオイル）を挙げておきます。

＊アロマ精油の希釈用のベースオイルとして使われるため、媒体という意味で「キャリアオイル」と呼ばれます。

- スウィートアーモンドオイル
- マカデミアオイル
- グレープシードオイル
- ローズヒップオイル
- ホホバオイル

　…など

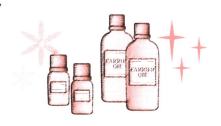

　前述のキャリアオイルに精油をブレンドすれば、さらにさまざまな効果が期待できます。各種精油の効能につきましては、アロマセラピー関連の書籍をご参考にしてください。

　精油をブレンドする場合は、10ミリリットルのキャリアオイルに、2滴の精油を入れると、精油濃度が1％となります。マッサージに使用する精油濃度は、通常2％ですが、日本人は肌が敏感な方も多いので、1.5％くらいからでいいでしょう。全身に使用するオイルは、通常20ミリリットルですので、1.5％の精油濃度にするには、精油は6滴となります。

　腕や脚など、局所的な痛みの患部に使用するには、5％の精油濃度まで使用できますので、必要に応じてブレンドしてみてください。

トリガーポイント施術の前に

　例えば、身体の筋肉を畑だと想像してみてください。その畑には、芋が埋まっています。でも、どこに埋まっているのか、掘ってみないとわかりません。トリガーポイントも、表面から見たり触れたりするだけでは、その存在はよくわかりません。しっかり土を掘っていかないと（硬い筋肉を緩めていかないと）見つけることはできません。

　その土を掘る、耕す方法は、トリガーポイント療法では、ディープフリクション、ストリッピング、クロスファイバーストロークなどの**ダイ**

レクトストロークを使用します。ただし、いきなり土を耕す、つまり、深部にアプローチしようとすると、筋肉に損傷を与えてしまう可能性もあります。ですからその前段階として、エフルラージュ（軽擦）、ニーディング（揉捏）、フリクション（強擦）などの**ウォーミングストローク**で、筋肉の表層部を充分温めておきます。

つまり、次のような流れとなります。

ステップ1． ウォーミングストロークで、筋肉をウォームアップさせる。
ステップ2． ダイレクトストロークで、より深層部へアプローチする。
ステップ3． フリクションなどで触診する。
ステップ4． 索状硬結や硬結を見つけたら静止圧迫する。
ステップ5． 触診して硬結が見つからなければ、あるいは見つけられる状態でなければ、さらにダイレクトストロークで緊張した筋肉を緩めていき（土を掘っていき）、中に隠れている硬結を見つけやすくする。
ステップ6． 触診して索状硬結や硬結を見つけたら静止圧迫する。
ステップ7． 以上を必要に応じて繰り返す。

トリガーポイントの触診と静止圧迫

トリガーポイントを探すには、指をセンサーのようにして触診していくことが必要です。各筋肉のトリガーポイントができやすい部分を示したチャート図を参考にしながら、慎重にフリクション、または、指で圧しながら触診していきます。

索状硬結（ロープがピンと張ったような固く緊張した線維束）や、コリコリとしたポイント（硬結）がないか探していきます。索状硬結や硬結を見つけたら、指などでゆっくり圧を加えていきます。

この時の圧のかけ方は、静止圧迫（スタティックプレッシャー）をお

勧めします。なぜならば、硬結の部分を強い圧でゴリゴリさせていく方法は、筋線維に損傷を与え、揉み返しの痛みとなる可能性があるからです。筋線維への損傷を極力防ぐには、母指やエルボーでの静止圧迫で硬結部分をゆっくり溶かしていくイメージで行います。

その時の圧加減がとても重要です。ペインスケールといって、0から10までのスケール（尺度）で表すなら、7の圧加減で押圧します。0はクライアントにとって羽が触れているような圧であり、10は耐えられない圧です。その中の7というのは、クライアントが"痛気持ちいい"と感じるくらいの圧と考えていただければ結構です。

ペインスケール

10　耐えられない圧
　⋮
7　痛気持ちいい圧
　⋮
0　羽を触れているような圧

まず10秒間、ペインスケール7の圧で母指やエルボーを使ってじっくり押していきましょう。この時、受けているクライアントは、最初ペインスケール7の圧加減だったのですが、硬結の表面が緩んでくると、クライアントの感じ方が7から、6、5、4…のように下がっていきます。

セラピストは、硬結の表面が緩んできたと感じたなら、ペインスケール7をキープするように圧を少し加えていきます。時速70キロで走っていた車がそのスピードが落ちないように、アクセルを少し踏み込むような感じです。

慣れてくると、硬結の表面が溶けてきたのを指で感じられるようになります。

もし、表面が溶けてきたかどうかわからない場合は、最初、ペインスケール7の圧加減で10秒間、静止圧迫をしましょう。この時に圧をか

けながら、クライアントに"痛気持ちいい"圧加減のところを聞きます。「これから、しこりの部分に圧をかけていきますから、痛気持ちいい圧加減のところで教えてください」と。

　次にもう一度、硬結の表面に向けて、ペインスケール7の圧で押圧していきます。最初の押圧で硬結が緩んでいる場合は、さらに加圧しないと、ペインスケール7と感じなくなっているかもしれません。同じように、「また、しこりの部分に圧をかけていきますから、痛気持ちいい圧加減のところで教えてください」と、クライアントにペインスケール7を確認しながら、表面が溶けて一皮剥けた硬結の表面に当たるように10秒間押圧していきます。

　同様に、さらに先ほどよりも一皮向けた硬結の表面に向けて、10秒間、新しいペインスケール7で押圧していきます。

　このように、クライアントが感じるペインスケール7を常にキープするように、徐々に加圧していきますので、この静止圧迫の方法を「段階的加圧法」と呼んでいます。硬結は状態にもよりますが、通常はすぐに押圧によって小さくなるものではありません。たまねぎの皮を1枚、また1枚とはがしていくように、じっくり緩めていくイメージで静止圧迫してみましょう。

　硬結に対する圧方向は基本的には硬結の表面に対して直角ですが、直角に押しながら圧を緩めずに少しアングルの調整を行うと、うまく入ることがあります。するとツボにはまって、クライアントが「あ〜、効く〜」と思わず声を発することでしょう。

　10秒の静止圧迫3回を1セットとし、硬結の状態に応じて必要であれば、2セット、3セット…と繰り返していきます。

硬結に対しての静止圧迫

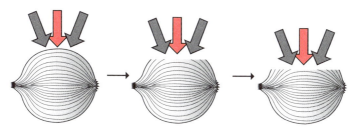

硬結に対して直角に圧をかけながら、アングルの調整を行う。2回目、3回目の押圧では、硬結の溶けた表面に対して圧を入れていく感じ。絶えずペインスケール7の圧加減で。

＊図のオレンジ色の矢印は垂直圧、グレーの矢印はアングルを調整した圧。
＊硬結をたまねぎとイメージした場合。

索状硬結に対しての静止圧迫

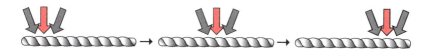

ロープのようにピンと張っている索状硬結には、張っているラインに対してまんべんなく押圧していくことにより、全体の張り感を緩めていく。

段階的加圧法（1セット）

トリガーポイントの静止圧迫のステップ

1. 触診で索状硬結や硬結を見つけたら、母指、エルボーなどを使って、硬結に対して直角のアングルでゆっくり圧を加えていく。
2. 硬結の抵抗を感じたら、クライアントに痛気持ちいい圧加減、ペインスケール7で10秒間静止押圧する（うまく圧が入っていないと感じたら、押圧の向きを微調整する）。
3. 静止圧迫を加える際、クライアントに息を吸わせてから、ゆっくり吐いている時に、セラピストもゆっくり息を吐きながら押圧をしていく。そうすると、送り手と受け手の息が合い、圧が浸透しやすくなる。
4. セラピストは、指の下で硬結がゆっくり緩んで溶けていくイメージを持つとよい。
5. 再び、その硬結に向けて押圧していく。先ほどの押圧で硬結の表面が少し溶けた場合は、皮が剥けた新しい表面に向けて新しいペインスケール7の圧で10秒間押圧していく（硬結の表面が溶けると、クライアントの圧の感じ方が下がるので、さらに加圧して、クライアントが新しく感じるペインスケール7の圧加減に調整することが必要）。
6. さらに、新しい硬結の表面に向かって、10秒間の静止圧迫を加えていく。
7. 以上を1セットとし、硬結の状態に応じて何セットも繰り返していく。

トリガーポイント療法の基本テクニック

ウォーミングストローク

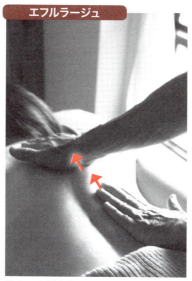

エフルラージュ

筋肉の表層を撫でるようなタッチでストロークする。

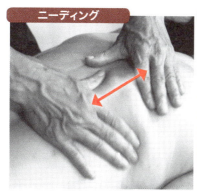

ニーディング

パン生地をこねるような動きに似ていて、筋肉を掴むように、両手で交互にこねていく。

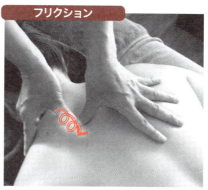

フリクション

母指などで、筋肉の表層を摩擦するような感じでこまめに動かす。両母指を突き合わせるようにしてサークルを描いたり、母指を交互にスライドさせたりする。

ダイレクトストローク

ディープフリクション

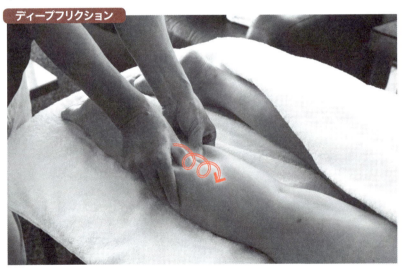

ウォーミングストロークで使用するフリクションよりも、さらに表層から深層部まで到達するように深く圧をかけながら指を動かす。

ストリッピング

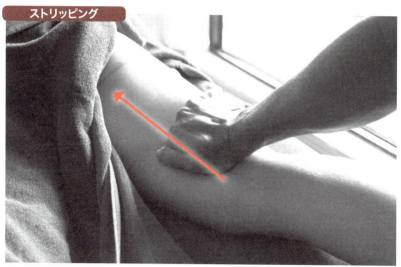

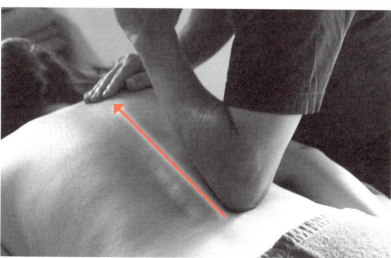

手のひら、手根、母指、ナックル、エルボーなどを使用し、深い圧をかけながら、筋線維の流れに沿ってストロークしていく。

クロスファイバーストローク

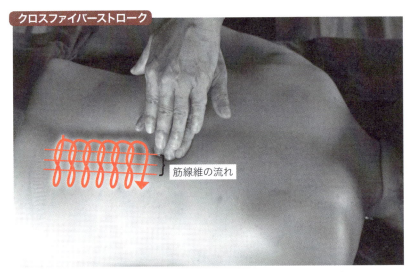

筋線維の流れ

筋線維の流れに直角にクロスするよう圧を加えながら横断していく。スポーツマッサージでもよく使用されるテクニックで、硬直した筋肉を緩めていくのに有効。

ピンサー圧迫（二指または、四指圧迫法）

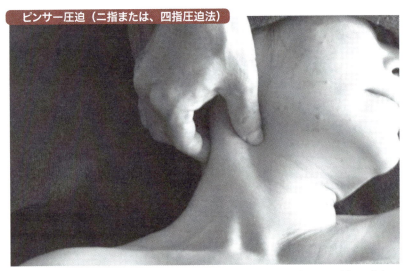

手の指で、硬くなっている筋束をつまんで持ち上げ、そのまま保持したり、揺すったりして緩めていく。

ポインティングモビライゼーション

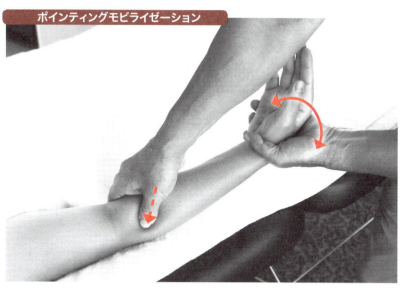

硬結などのポイントを母指などで押さえたまま、腕や脚などの身体のほうを動かすことで、押さえているポイントに筋肉による動きの刺激を与え、リリースしていくテクニック。

クロスハンドストレッチ（筋筋膜リリース）

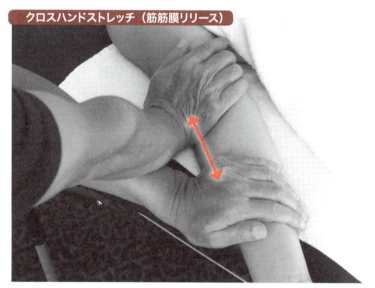

縮み、癒着、ねじれなどを起こしている筋筋膜（筋肉や筋膜）を緩めるために、片方の手を硬直した部分の先端に、もう一方の手を反対側にクロスするように置く。そして、ゆっくりと手で筋筋膜を感じながらストレッチしていく。じっくりゆっくりと無理のない持続的な引き伸ばし（理想的には90秒以上かけて）で、正常な状態に戻していく。

プレッシャーポイントテクニック

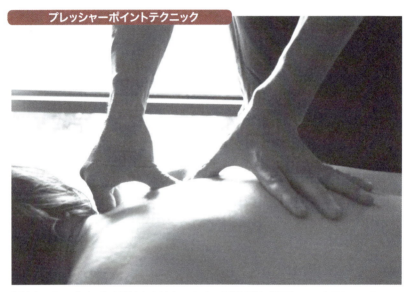

経絡上にあるポイントや硬直した筋肉のラインを指圧的に押圧していくテクニック。

トリガーポイント施術の心得

1. 最初に充分に身体の筋肉をほぐしてから行うようにしましょう。

2. 症状を訴えている患部は、特にニーディングなどで念入りにほぐしましょう。

3. フリクションなどで触診しポイントを見つけたら、ペインスケールの7、つまり痛気持ちいいくらいの圧で静止圧迫してください。痛すぎる圧は、筋肉に損傷を与えてしまう恐れがありますので注意しましょう。

4. 硬結は、簡単にすぐに解けるものではありません。じっくりゆっくり時間をかけ、1回の施術だけでなく継続的な施術を心がけてください。

5. 硬結が形成された原因は、クライアントの日常生活、姿勢、精神ストレスなどに起因することが多いです。そうしたことから見直すこともアドバイスしてください。

注意点
・患部を指などで圧迫していった時に、顧客が患部に鋭い（シャープな）痛みを訴える場合は、炎症が起こっている可能性が高いので、その場合は、氷や冷湿布などで冷やして炎症を鎮めるのが先決です。その状態でのトリガーポイント療法は逆効果になる可能性がありますので避けてください。
・症状の原因はさまざまです。原因が筋肉にない場合も考えられますので、症状が一向に良くならない場合などは、病院での検査を勧めてください。

理論編

本書で紹介する各症状と関連筋肉（身体の動きを阻害する痛み）

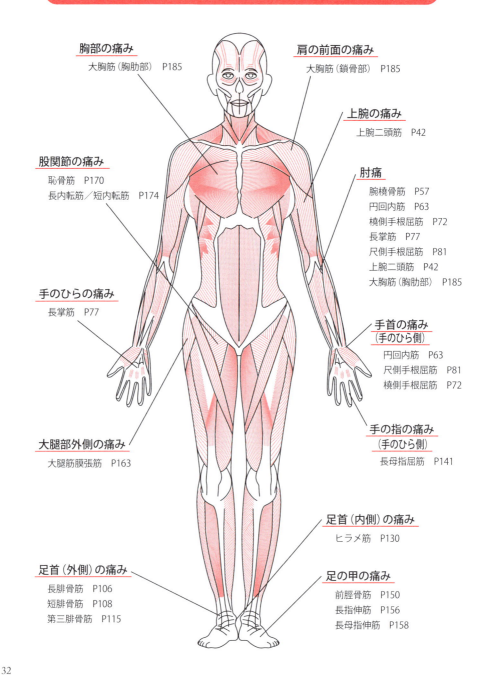

胸部の痛み
大胸筋（胸肋部） P185

肩の前面の痛み
大胸筋（鎖骨部） P185

上腕の痛み
上腕二頭筋 P42

股関節の痛み
恥骨筋 P170
長内転筋／短内転筋 P174

肘痛
腕橈骨筋 P57
円回内筋 P63
橈側手根屈筋 P72
長掌筋 P77
尺側手根屈筋 P81
上腕二頭筋 P42
大胸筋（胸肋部） P185

手のひらの痛み
長掌筋 P77

手首の痛み（手のひら側）
円回内筋 P63
尺側手根屈筋 P81
橈側手根屈筋 P72

大腿部外側の痛み
大腿筋膜張筋 P163

手の指の痛み（手のひら側）
長母指屈筋 P141

足首（内側）の痛み
ヒラメ筋 P130

足首（外側）の痛み
長腓骨筋 P106
短腓骨筋 P108
第三腓骨筋 P115

足の甲の痛み
前脛骨筋 P150
長指伸筋 P156
長母指伸筋 P158

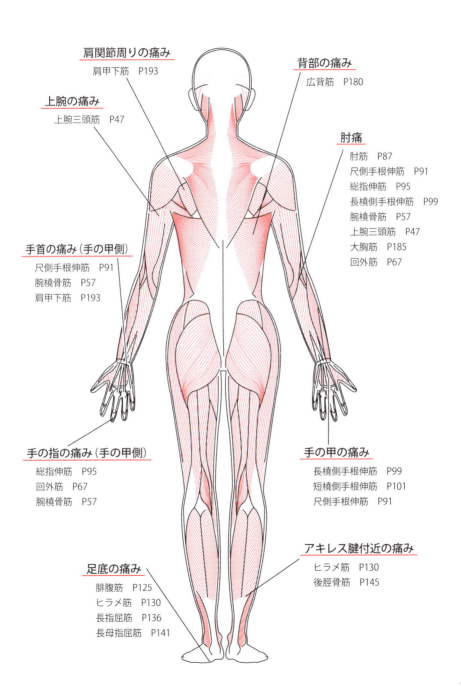

別巻で紹介した各症状と関連筋肉（身体の動きを阻害する痛み）

＊別巻『すぐわかる！すぐ使える！ トリガーポイント療法』の各ページ参照

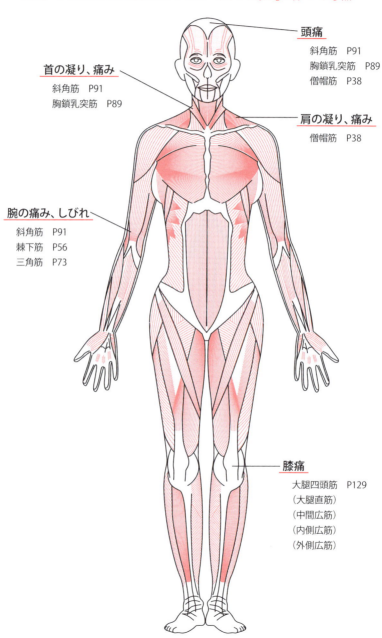

頭痛
斜角筋　P91
胸鎖乳突筋　P89
僧帽筋　P38

首の凝り、痛み
斜角筋　P91
胸鎖乳突筋　P89

肩の凝り、痛み
僧帽筋　P38

腕の痛み、しびれ
斜角筋　P91
棘下筋　P56
三角筋　P73

膝痛
大腿四頭筋　P129
（大腿直筋）
（中間広筋）
（内側広筋）
（外側広筋）

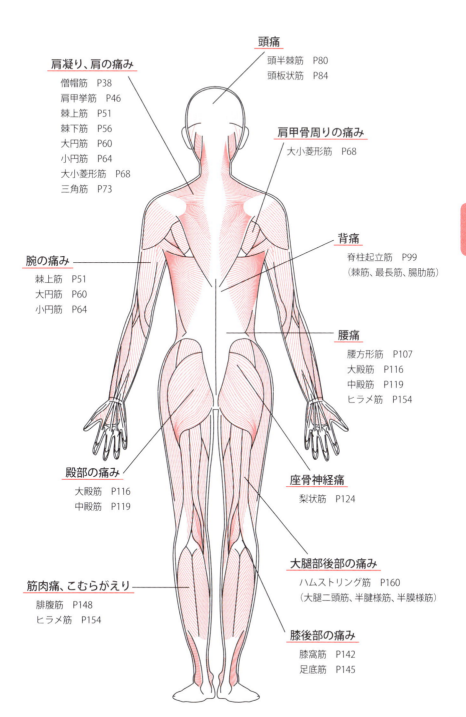

本書で紹介する腕と足の関連痛の場所と筋肉

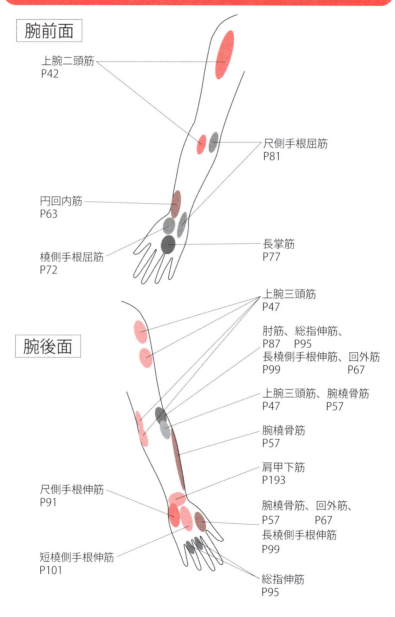

足首

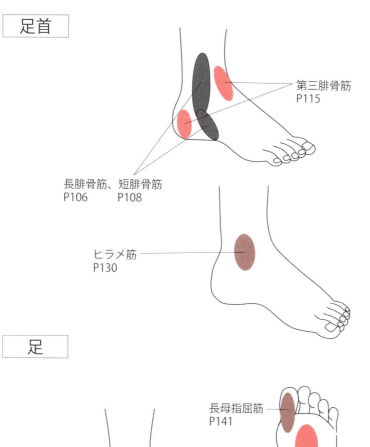

第三腓骨筋
P115

長腓骨筋、短腓骨筋
P106　　　　P108

ヒラメ筋
P130

足

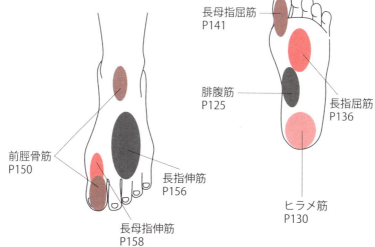

長母指屈筋
P141

腓腹筋
P125

長指屈筋
P136

前脛骨筋
P150

長指伸筋
P156

長母指伸筋
P158

ヒラメ筋
P130

実践編

部位、筋肉別の
トリガーポイント
施術法

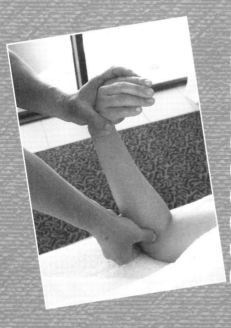

- 肘痛、手首痛、腕の痛みに関係する筋肉
- 足首の外側の痛みに関係する筋肉
- 足首の内側の痛みに関係する筋肉
- 足底の痛みに関係する筋肉
- アキレス腱付近の痛みに関係する筋肉
- 足の甲の痛みに関係する筋肉
- 大腿部外側の痛みに関係する筋肉
- 股関節の痛みに関係する筋肉
- 背部の痛みに関係する筋肉
- 胸部の痛みに関係する筋肉
- 肩関節周りの痛みに関係する筋肉

肘痛、手首痛、腕の痛み
に関係する筋肉

　腕はいろいろな細かな動きをするため、さまざまな筋肉が重なり集まっています。まずは、特に肘痛に関係する筋肉とそのトリガーポイント、施術法をご紹介します。

　肘の痛みの原因としては、テニス、バドミントンなどのラケット競技をはじめ、ゴルフ、野球、バレーボールなどのスポーツが考えられます。また、肉体労働、あるいは家事などでも肘や手首に負担をかけ続けると、肘関節に繋がる筋肉や靭帯を痛め、炎症を起こして痛みとなります。

　痛みがひどい場合は、腱が炎症を起こして部分的に断裂している場合もあります。炎症がひどい場合は、冷やして炎症を鎮めることが先決です。

　肘痛のその他の原因としては、変形性関節症のように、関節の骨や軟骨などが変形していく関節痛、痛風や関節リウマチ、感染性関節炎や骨髄炎などの感染症などが原因であることもあります。

　一般的な肘痛は、いわゆるテニス肘、ゴルフ肘などと呼ばれ、医療機関では、上腕骨外側上顆炎（じょうわんこつがいそくじょうかえん）、上腕骨内側上顆炎（じょうわんこつないそくじょうかえん）と診断されることがあります。しかし、その真の原因が、腕のさまざまな筋肉に形成されたトリガーポイントにあることも少なくありません。

　そうした場合、活性化したトリガーポイントを不活性化しない限り、肘痛が何度も発症し、悩まされ続けることになります。症状を起こしやすい筋肉の状態で運動をやり続けてしまうと、選手寿命を縮めてしまうことになりかねません。

　肘痛が発症したら、その原因がトリガーポイントでないかを探り、ト

リガーポイントを見つけたら、そのラインやポイントにアプローチして不活性化していきます。筋肉の状態を回復させた後は、その状態をまた作り出さないための予防施術を継続的にしっかり行うことが重要です。

　これから解説していく施術は、筋肉の酷使が原因の肘痛で、ある程度の炎症が鎮まっている状態と仮定したアプローチ法です。程度によりますが、初期段階であれば、かなり効果が期待できます。
　ただし、重症の場合は修復に時間がかかります。あせらず、根気強くトリガーポイント療法を続けることが大切です。また、肘痛の原因となっているスポーツや作業をすることは、治療期間中は避けていただくことが基本です。
　テニス肘、ゴルフ肘のような肘痛の多くの場合、発症時は患部が炎症を起こしているので、むやみにマッサージをすると逆効果になることがあるので注意してください。シャープな痛みを訴えるポイントは、炎症が起こっている可能性が高いので避けてください。
　ただし、押圧して痛気持ちいいラインやポイントを少しずつ緩めていくことは、効果的です。

上腕の筋肉

　上腕二頭筋は、テニスやラケットボールなどで肘を伸ばした状態でバックハンドでボールにスピンをかけるような動き、ドライバーでネジを回す、ドアノブを回す、手のひらを上にして重い物を持ち上げる、バイオリンやギターで肘を屈曲したままの持続的動作などにより酷使されています。

上腕二頭筋

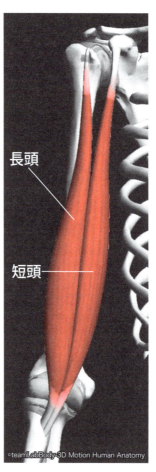

起始：長頭・肩甲骨の関節上結節。短頭・肩甲骨の烏口突起
停止：橈骨粗面、上腕二頭筋腱膜
作用：肘関節の屈曲（肘を曲げる）、前腕の回外（ドライバーでネジを回す動作）、長頭：肩関節の外転（まっすぐ伸ばした腕を側方に挙げる）、短頭：肩関節の内転（まっすぐ伸ばした腕を側方に下げる）

トリガーポイント

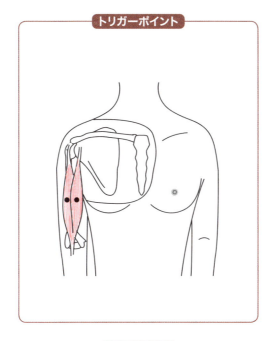

関連痛ゾーン

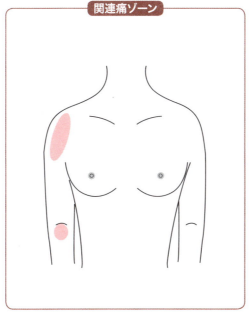

実践編　肘痛、手首痛、腕の痛みに関係する筋肉

実技

　仰向け状態で、クライアントの前腕を少し持ち上げて(上腕はマッサージテーブルに着けたまま)、手根を上腕二頭筋全体に当てて下から上に(脇の方向に) ストリッピングしていきます。最初は緩めで徐々に圧をかけていきます。

　ある程度ほぐれたら、ナックルを使用して同じようにストリッピングしていきます。筋肉が張っているようであれば、ピンサー圧迫法で上腕二頭筋を掴み揺するようにして筋を緩めていきます。

　フリクションで触診していき、索状硬結および硬結を見つけたら、静止圧迫をしていきます。

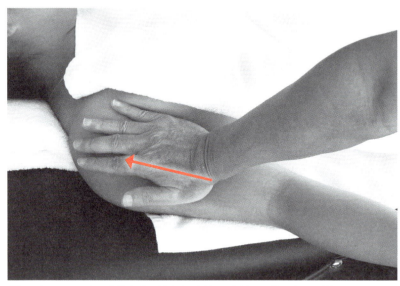

1　クライアントの前腕を少し持ち上げ手根を上腕二頭筋に当て、手根やナックルなどで脇へ向けてストリッピングしていく。

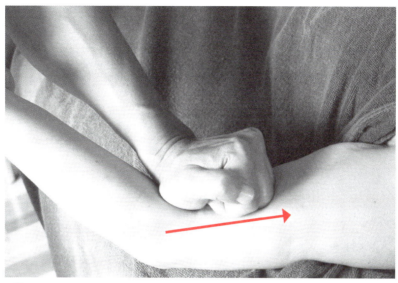

2 ナックルによるストリッピング。

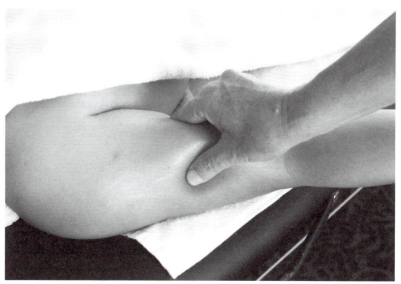

3 ピンサー圧迫で筋肉を掴み揺するようにして、筋肉を緩めていく。

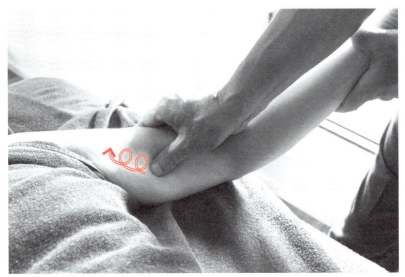

4 母指でフリクションしながら触診していく。

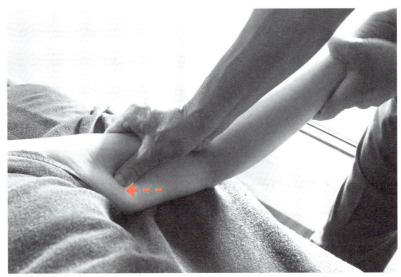

5 母指による上腕二頭筋短頭部への静止圧迫。同じように、反対側の長頭部の硬結へも静止圧迫を加えていく。

上腕三頭筋
（じょうわんさんとうきん）

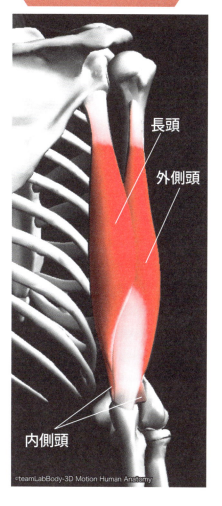

長頭
外側頭
内側頭
©teamLabBody-3D Motion Human Anatomy

上腕三頭筋は、長頭、外側頭、内側頭の3頭からなっており、ボールを投げる、ドアを前方に押して開ける、腕立て伏せの腕を伸ばす動作などで働いています。

第1から第5トリガーポイントまで5つの違った箇所にトリガーポイントを形成することがあり、それぞれの関連痛領域があります。特に、第5トリガーポイントによる痛みは、ゴルフ肘と呼ばれることがあります。

上腕三頭筋にできたトリガーポイントは、ラケットスポーツやゴルフなどで肘を力強く伸ばした時に、痛みを感じます。トリガーポイントが形成されると肘の筋力が低下し、腕を曲げたり伸ばしたりする動きがしづらくなります。

実践編 肘痛、手首痛、腕の痛みに関係する筋肉

起始：長頭―肩甲骨の関節下結節　外側頭―上腕骨の近位部後面　内側頭―上腕骨の遠位部後面
停止：尺骨の肘頭
作用：全頭：肘の伸展（曲げた肘を伸ばす）、長頭：肩の伸展（腕を後ろに伸ばす）、肩の内転（まっすぐ伸ばした腕を側方に下げる）

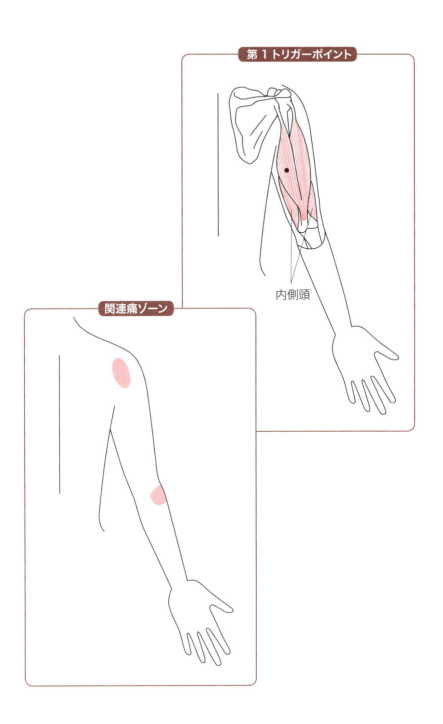

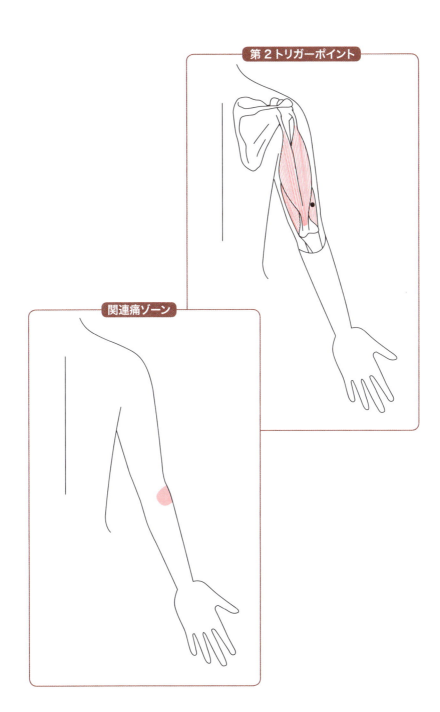

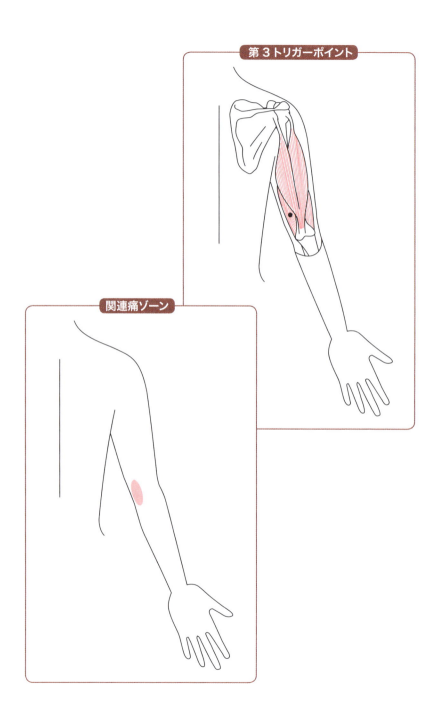

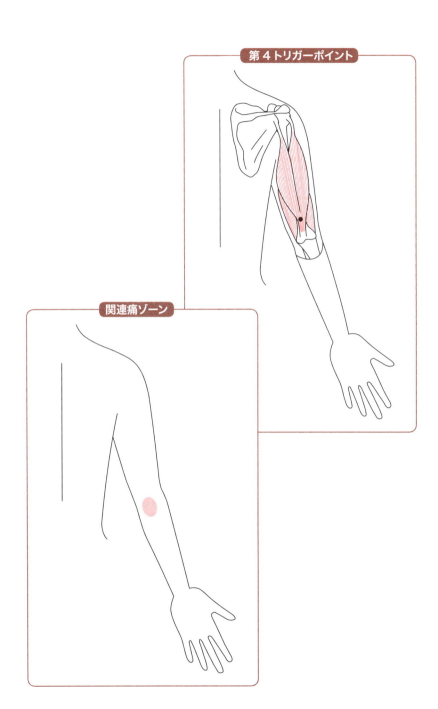

実践編 肘痛、手首痛、腕の痛みに関係する筋肉

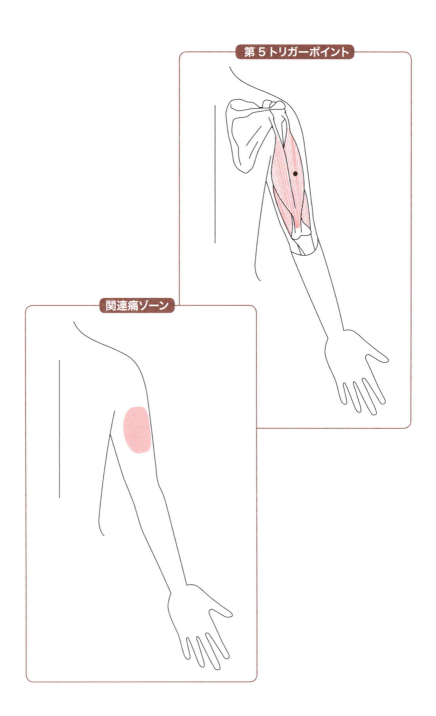

実技

うつ伏せの状態で、まず、充分にニーディングで上腕三頭筋全体をほぐしていきます。そして、ナックルで筋肉全体に対しストリッピングを行います。

その後、両母指で内側頭と外側頭をそれぞれストリッピングしながら、チャート図を参考に索状硬結や硬結を触診し、静止圧迫をしていきます。また、肘頭付近へ付着している硬直した筋肉を二指または四指で掴んで揺する（ピンサー圧迫）のも、索状硬結を緩めていく上で効果的です。

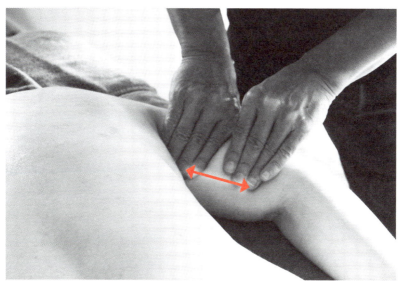

1　まず、しっかりとニーディングで筋肉をほぐしていく。

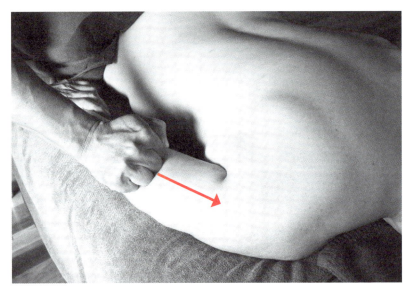

2 ナックルによるストリッピング。

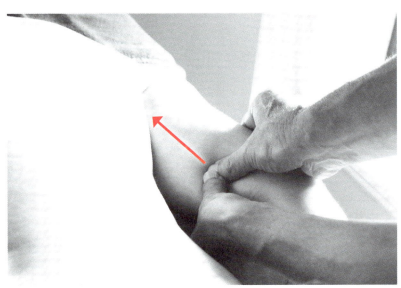

3 両母指による長頭へのストリッピング。

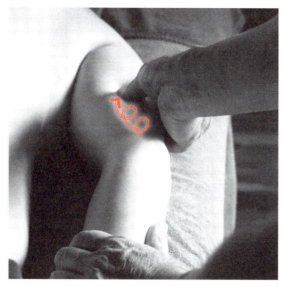

4 母指でフリクションをしながら触診する。

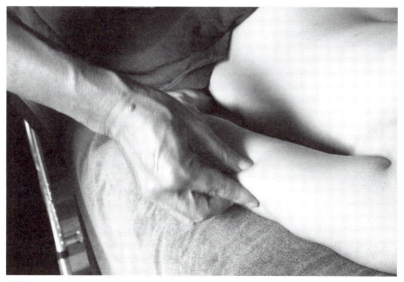

5 外側頭の肘頭への付着部付近の筋肉を掴んで緩めていく（ピンサー圧迫法）。

実践編 肘痛、手首痛、腕の痛みに関係する筋肉

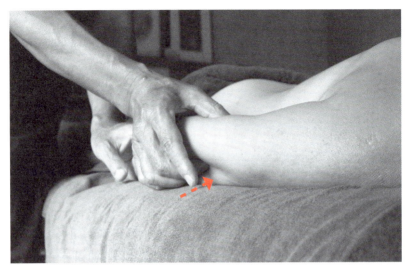

6 中指による第2トリガーポイントへの静止圧迫。

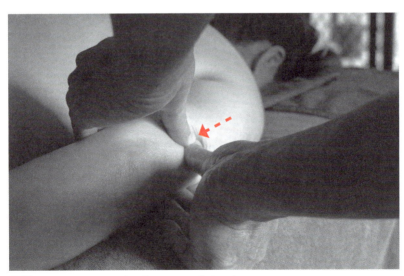

7 両母指によるトリガーポイントへの静止圧迫。

前腕の筋肉（前面）

腕橈骨筋

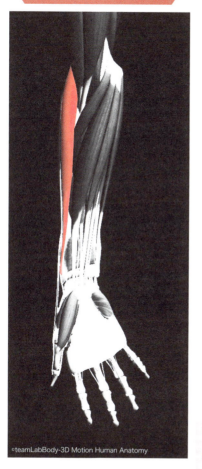
©teamLabBody-3D Motion Human Anatomy

腕橈骨筋は、前腕をパワフルに内や外に回転させる動きに関わっています。

ワインの栓を抜く時にコルクを回転させるような、手の握りとねじりを組み合わせたような動きや、その繰り返しがトリガーポイントを形成する要因となります。また、テニスのようなラケットスポーツや、ゴルフのように強くボールに回転を与えるような動きに関わり、テニス肘、ゴルフ肘の原因となる筋肉の1つです。

トリガーポイントは、肘関節外側付近（チャート図参照）に形成され、そのポイント周辺と手の甲の親指と人差し指の根元付近にも痛みを発生させます。

実践編　肘痛、手首痛、腕の痛みに関係する筋肉

起始：上腕骨の外側縁下部、外側上腕筋間中隔
停止：橈骨の茎状突起の上方
作用：肘関節の屈曲、回内位での回外（下に向けた手のひらを上に向ける）、回外位での回内（上に向けた手のひらを下に向ける）

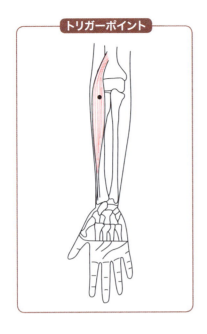 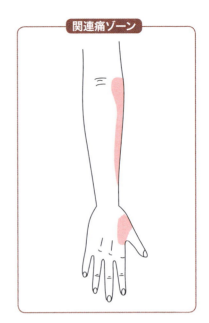

実技

　仰向けの状態で、まず腕全体の筋肉をニーディングでほぐしていきます。

　次に、クライアントの前腕を片手で少し持ち上げながら、もう一方の手の母指で腕橈骨筋付近を触り、クライアントの手を内側や外側に回転（回内、回外）させると動く筋肉が感じられます。その部分を母指で念入りに、ストリッピングやピンサー圧迫（二指および四指圧迫法）で、硬い筋束を掴み少し引っ張るような感じで揺らしていくのも効果的です。

　そして、母指によるフリクションで索状硬結や硬結を触診し、静止圧迫していきます。

　また、トリガーポイントや硬結が伸びるようにクロスハンドストレッチをかけたり（61ページ写真6参照）、手のひらを充分に手首に近づけた状態でクライアントに前腕を外側に回旋させてもらい、回旋ストレッチを行う（62ページ写真8参照）のも有効です。

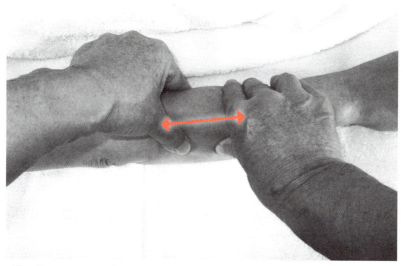

1 腕のニーディング。ニーディングはすべてのアプローチの前段階として必要だが、以下の各筋肉別アプローチ解説の一部では、ニーディングの説明を省略している。

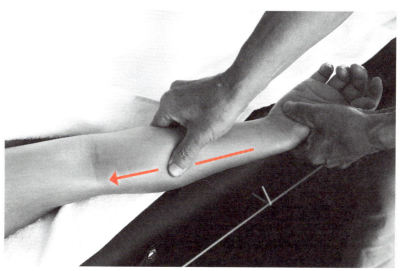

2 母指による腕橈骨筋へのストリッピング。

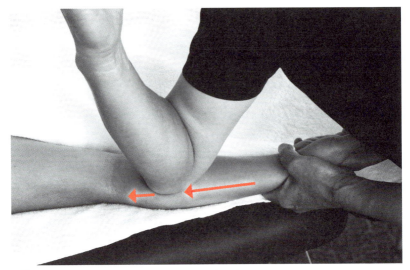

3 エルボーによる腕橈骨筋へのストリッピング。

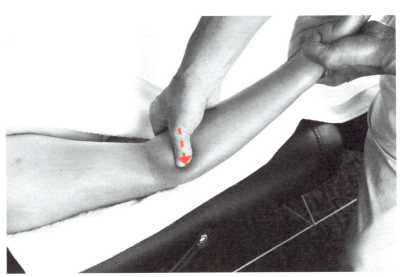

4 母指による腕橈骨筋のトリガーポイントへの静止圧迫。

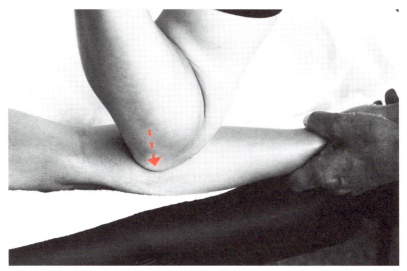

5 エルボーによる腕橈骨筋のトリガーポイントへの静止圧迫。

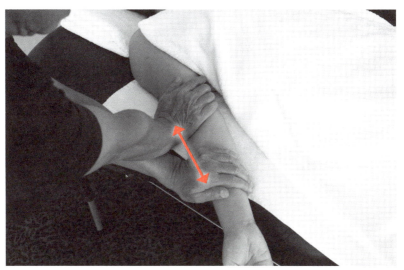

6 腕橈骨筋のトリガーポイントへのクロスハンドストレッチ。

実践編 肘痛、手首痛、腕の痛みに関係する筋肉

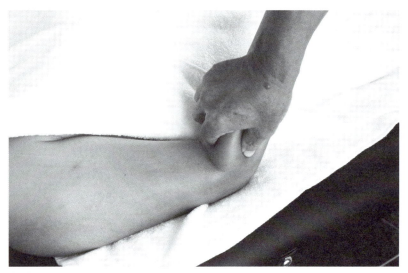

7 腕橈骨筋へのピンサー圧迫（二指および四指圧迫法）。

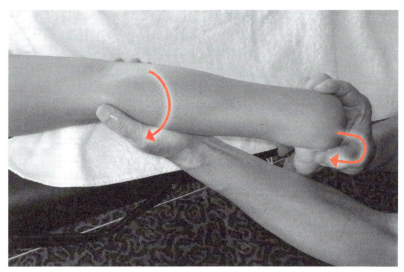

8 腕橈骨筋のトリガーポイントへの回旋ストレッチ（筋筋膜リリース）。
（肘を伸ばしたまま、クライアントの手のひらを床方向に向ける。徐々に手のひらを手首に近づけていきストレッチされている状態で、さらにクライアントに前腕を外側に回旋させてもらう。）

円回内筋
(えんかいないきん)

　円回内筋は、テニスのフォアハンドストロークでトップスピンをかける時や、ドライバーでネジを緩める時などの動作で働いています。テニス、バドミントン、卓球などのラケットスポーツや、ゴルフのスイングなどの強い反復的な回内動作でトリガーポイントを形成します。

　トリガーポイントの位置は、手のひら側の肘関節内側の少し下と、上腕骨の内側上顆への筋肉の付着部のあたり(次ページのチャート図参照)で、関連痛領域はポイント周辺と、手のひら側の母指側の手首から前腕前部にかけて起こります。手がしびれることから、手根管症候群(しゅこんかんしょうこうぐん)と間違って診断されることもあります。

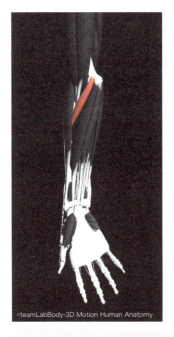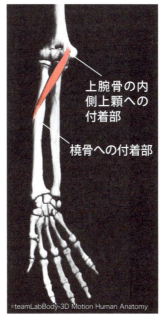

上腕骨の内側上顆への付着部

橈骨への付着部

起始:上腕骨頭・上腕骨の内側上顆と内側上腕筋間中隔。尺骨頭・尺骨の鉤状突起内側
停止:橈骨の前面および外側面
作用:前腕の回内(テニスのフォアハンドでスピンをかけるような動き)、肘関節の屈曲

実践編　肘痛、手首痛、腕の痛みに関係する筋肉

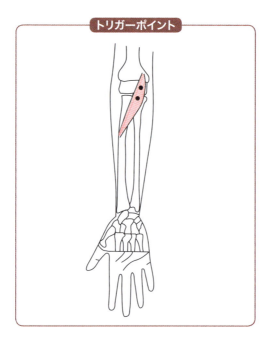
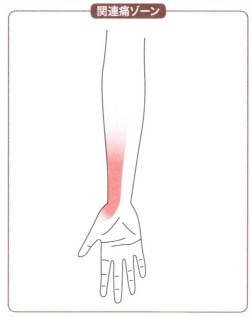

実技

　仰向けで、クライアントの前腕を片手で少し持ち上げながら、もう一方の手の母指で円回内筋付近に触れ、クライアントの手を内側に回転（回内）させていくと、橈骨（親指側の骨）から上腕骨内側上顆へ斜めに走る円回内筋が動くのが感じられます。まず、その円回内筋をストリッピングしながら緩めていきます。

　次に、フリクションしながら、ロープのようにピンと張った索状硬結や硬結を触診し、静止圧迫していきます。硬い部分を母指で押さえながらクライアントの手を内側に回転、戻し、回転、戻しを繰り返していくことにより、硬結を刺激し緩めていく方法（66ページ写真3参照）も効果的です。回転（回内）させることにより、より明確にターゲットとする筋肉を捉えられ、また押圧のアングルに変化も与えられます。

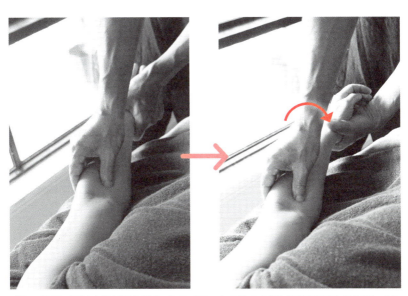

1 母指で円回内筋付近を触り、クライアントの手を内側に回転（回内）させていくと動く筋肉が感じられる。

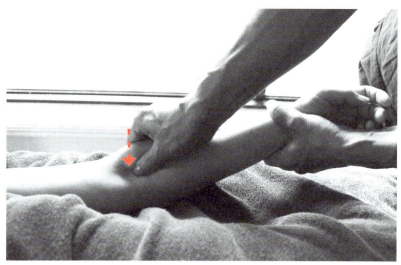

2 ストリッピング、フリクションで索状硬結や硬結を触診し、母指で静止圧迫していく。

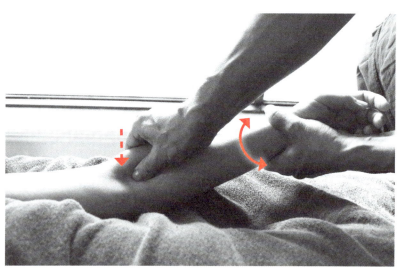

3 硬結の部分を押さえながら、クライアントの手を内側や外側に回転を繰り返すことで、硬結をリリースしていく(ポインティングモビライゼーション)。

回外筋
かいがいきん

　回外筋は、テニスのバックハンドのような前腕を伸ばした状態で過剰なひねる動作をする場合にトリガーポイントを形成し、慢性的な痛みを招きます。

　回外筋の関連痛は、肘や親指と人差し指の付け根（手の甲側）あたりに、時にはうずくような痛みを発生させます。

　回外筋は、腕橈骨筋と長橈側手根伸筋と密接な関係があり、回外筋にアプローチする前に、これらの筋肉もほぐしておくことが必要です。

　クライアントが親指側の肘痛（手の甲側）を訴える場合は、回外筋にトリガーポイントがないかチェックするといいでしょう。いわゆるテニス肘（別名、上腕外側上顆炎）と呼ばれる肘痛は、回外筋が原因であることが多くあります。

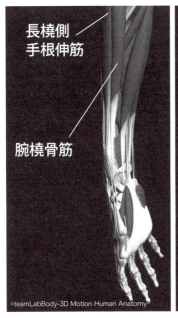
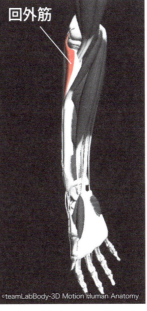

長橈側手根伸筋と腕橈骨筋をはがすと、回外筋が現れる。

起始：上腕骨の外側上顆、橈側側副靱帯、橈骨輪状靱帯、尺骨の回外筋稜
停止：橈骨上部外側面
作用：前腕の回外

トリガーポイント	関連痛ゾーン
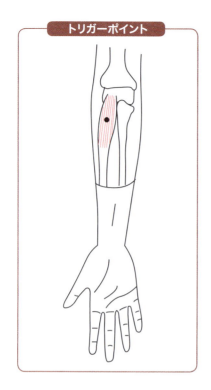	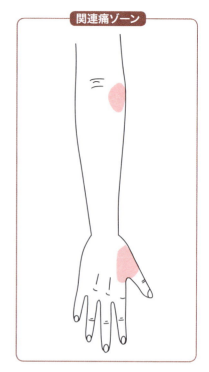

実技

　仰向け状態で、クライアントの肘を少し曲げて、母指で回外筋を探します。表面の筋肉としては、長橈側手根伸筋と腕橈骨筋がありますが、回外筋はそのさらに深層に位置しています。

　回外筋の関連痛は手の甲側ですが、トリガーポイントを形成する位置は、手のひら側です（チャート図参照）。

　回外筋を見つけにくい場合は、回外筋のあたりを母指で深く押さえながら、もう一方の手でクライアントの前腕を少し外に回転（回外）させると、回外筋が動いているのが感じられます。

　母指でフリクション、ストリッピングしながら、索状硬結部分を触診し、静止圧迫を加えていきます。二指および四指で回外筋を掴み揺すっ

ていく方法（ピンサー圧迫）も効果があります。表層の筋肉である長橈側手根伸筋や腕橈骨筋のさらに深部にある回外筋を、指を奥に沈めてしっかり掴む感じで行ってください。

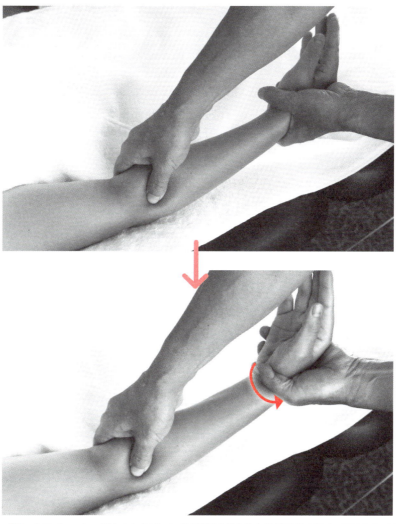

1　クライアントの肘を少し曲げ、まず長橈側手根伸筋と腕橈骨筋を探す。回外筋は、長橈側手根伸筋と腕橈骨筋のさらに下に位置するため、母指を深く沈め、クライアントの手のひらを外側に少し回す（回外する）と、動く回外筋を確認できる。

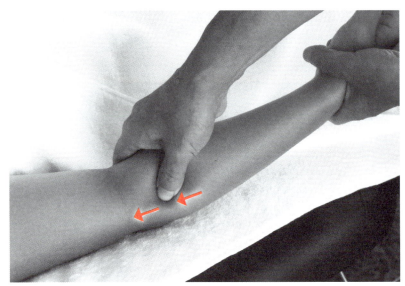

2 母指による回外筋へのストリッピング。

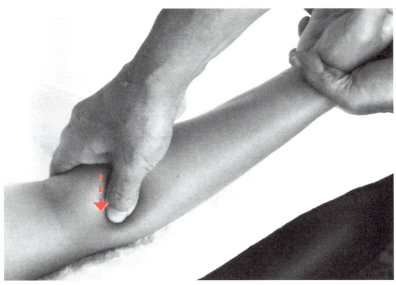

3 母指による回外筋のトリガーポイントへの静止圧迫。

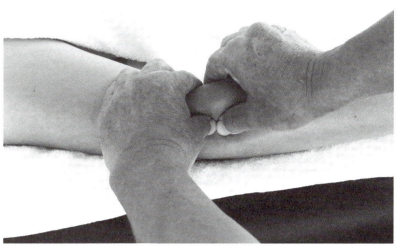

4 回外筋へのピンサー圧迫法。

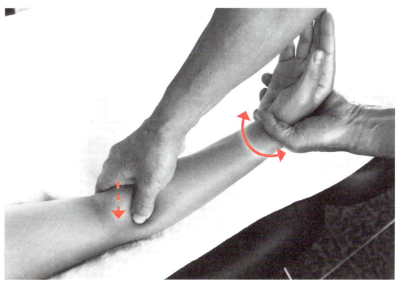

5 硬結の部分を押さえながら、手のほうを内側や外側に回転を繰り返すことで、硬結をリリースしていく（ポインティングモビライゼーション）。

実践編　肘痛、手首痛、腕の痛みに関係する筋肉

橈側手根屈筋
とうそくしゅこんくっきん

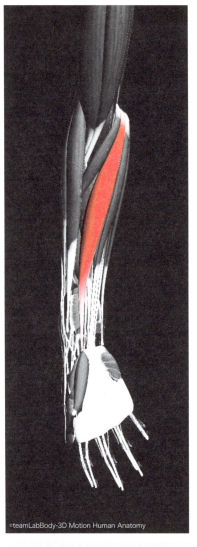

橈側手根屈筋は尺側手根屈筋や長掌筋とともに、手首を内側に曲げる時や、テニスやゴルフ、スキーのストックなどのグリップを握る動きで作用しています。トリガーポイントが形成されると、植木ばさみのように強く握って何かを切る動きや、ヘアカーラーで髪を巻き付ける繊細な動きにも違和感を感じ、何かを握って作業や運動をするのに制限がかかってきます。

関連痛は手のひら側の手首（人差し指につながるライン上）に起こるため、手関節捻挫（てかんせつねんざ）と間違えられることがあります。

起始：上腕骨の内側上顆
停止：第2中手骨の底
作用：手首の屈曲（手のひらを手首に近づける）、手首の外転（握手する手首を上に挙げる）

トリガーポイント

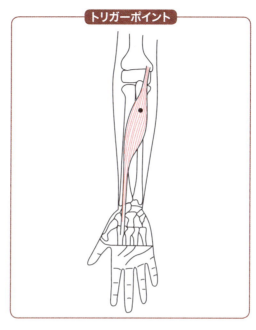

関連痛ゾーン

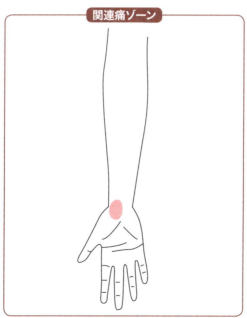

実践編　肘痛、手首痛、腕の痛みに関係する筋肉

実技

　クライアントの手のひらを表に向け、手のひらを手首に近づけていくと、動く筋肉が感じられます。あるいは、クライアントに手で何かを握る動きをしてもらうと、硬く収縮する筋肉がわかります。

　母指によるストリッピングで筋肉を緩めていき、チャート図を参考にしながら、特に前腕の中央部近くを触診していきます。

　索状硬結や硬結を見つけたら、その部分に母指で静止圧迫をしていきます。あるいは、エルボーを使用して圧迫していくことも効果的です。

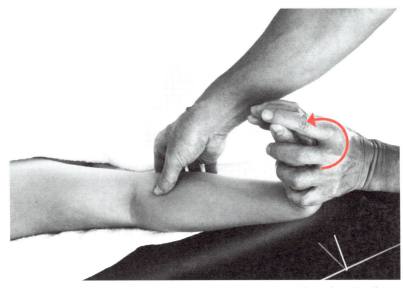

1 クライアントの手のひらを手首に近づけていくと収縮する橈側手根屈筋を確認する。

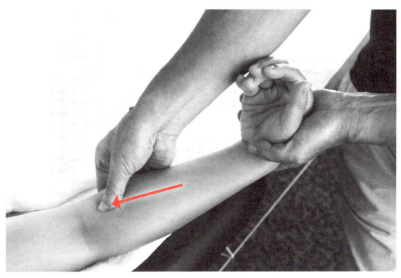

2 母指による橈側手根屈筋へのストリッピング。

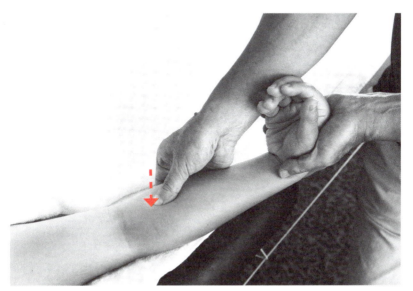

3 母指による橈側手根屈筋のトリガーポイントへの静止圧迫。

肘痛、手首痛、腕の痛みに関係する筋肉

実践編

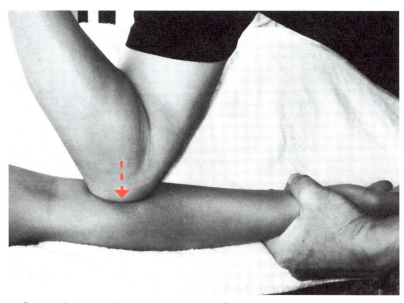

4 エルボーによる橈側手根屈筋のトリガーポイントへの静止圧迫。

長掌筋
ちょうしょうきん

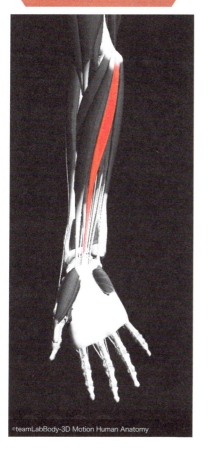
©teamLabBody-3D Motion Human Anatomy

長掌筋は、スキーのストック、テニスラケットやゴルフクラブのグリップを強く握るなどの動作で負荷がかかります。特にグリップを手のひらに当たるように握る場合に問題が生じやすいです。杖を手のひらに押し付けて歩行するのも、同様です。

関連痛領域は、手のひら（時には手のひら全体に灼熱感や疼きを感じさせる）から前腕前面、起始部付近に起こります。この起始部の腱炎は"ゴルフ肘"（上腕骨内側上顆炎）と呼ばれることもあります。

実践編 肘痛、手首痛、腕の痛みに関係する筋肉

起始：上腕骨の内側上顆、前腕筋膜内面
停止：手掌腱膜
作用：手関節の屈曲（手のひらを手首に近づける）、手掌腱膜を張る（例えば、手をカップ状に丸める）

トリガーポイント	関連痛ゾーン
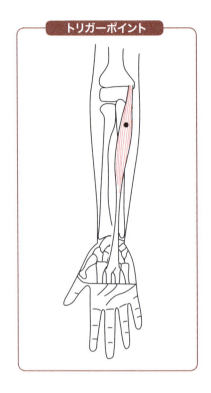	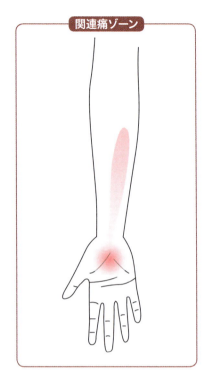

実技

　クライアントの肘を立てるようにし、後述する尺側手根屈筋の内側にある筋肉のラインを母指でストリッピングしていきます。筋肉位置がわかりづらい場合は、クライアントが手首を内側に曲げた状態で、手を握ったり開いたりしてもらうと、動いている筋肉が感じられます。

　ストリッピングで筋肉が緩んできたら、チャート図のトリガーポイントの位置を目安に触診し、索状硬結や硬結を感じた部分に静止圧迫を施していきます。

　また、ピンサー圧迫法で、長掌筋と尺側手根屈筋をまとめて、硬い筋束を掴み少し引っ張るような感じで揺らしていくのも効果的です。

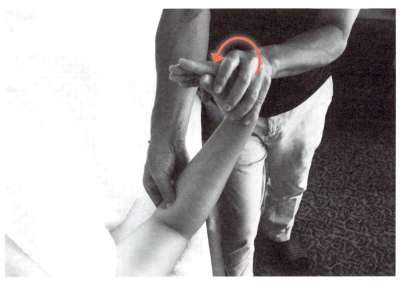

1. 前腕（手のひら側）の一番内側（小指側）にある尺側手根屈筋の隣に走る長掌筋を、クライアントの手首を内側に曲げたり、手の指を丸めてもらったりして、動く筋肉を確認する。

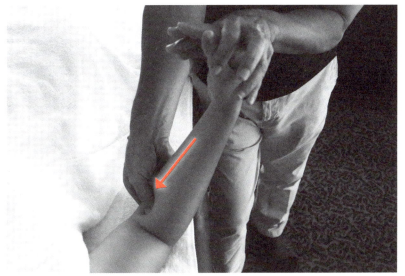

2. 母指で長掌筋をストリッピング。

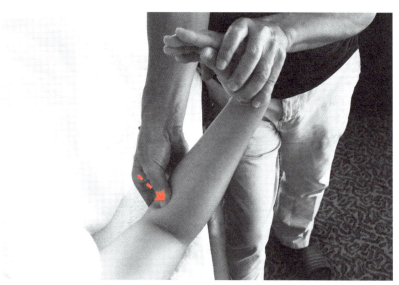

3 母指による長掌筋のトリガーポイントへの静止圧迫。

尺側手根屈筋
しゃくそくしゅこんくっきん

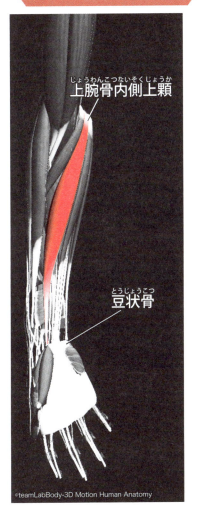

上腕骨内側上顆
じょうわんこつないそくじょうか

豆状骨
とうじょうこつ

©teamLabBody-3D Motion Human Anatomy

尺側手根屈筋は、前腕（手のひら側）の一番内側（小指側）に位置しています。起始は上腕骨の内側上顆（上腕骨の内側に突き出た骨）、停止は豆状骨という手首の手根付近にある丸く小さな骨に付着しています。

尺側手根屈筋は、植木ばさみ、大工道具、スキーのストック、テニスラケットやゴルフクラブなどのグリップを強く握るなどの動作で負荷がかかります。

この筋が緊張すると、尺骨神経を圧迫し、小指や薬指に灼熱感としびれを生じさせることがあります。

前腕の内側部の筋肉を手で触り、手首を屈曲させると筋肉が動くのを感じて、位置を確かめてください。

尺側手根屈筋の起始部の腱炎（上腕骨内側上顆炎）は、"ゴルフ肘"と呼ばれることもあります。関連痛領域は、手のひら側の手首付近（小指側）と肘の内側付近（チャート図参照）です。

実践編 肘痛、手首痛、腕の痛みに関係する筋肉

起始：上腕骨頭・上腕骨の内側上顆
停止：豆状骨
作用：手関節の掌屈（手のひらを手首に近づける）、尺屈（手首を小指側に曲げる）

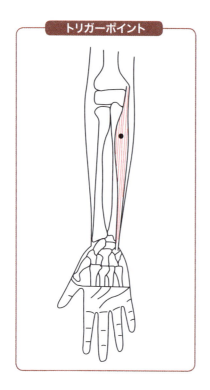 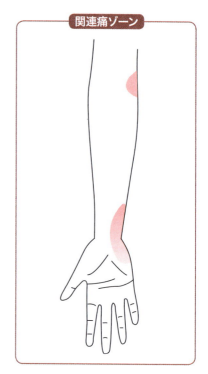

実技

　クライアントの手のひらを表に向けて肘を立て、一番内側（小指側）にある尺側手根屈筋のラインを母指でストリッピングしていきます。もし筋肉の位置がわからない場合は、クライアントの手のひらを手首に近づけていくと、動いている筋肉が感じられます。あるいは、クライアントに手で何かを握る動きをしてもらうと、筋肉が収縮するのがわかります。

　母指によるストリッピングで筋肉を緩めていき、チャート図の位置を目安に触診し、索状硬結や硬結を感じた部分に静止圧迫をしていきます。

または、ポイントを見つけたら、そこを母指で押さえながら手首を一旦親指側に向けてから小指側に曲げていき、筋肉が動くことでそのポイントに刺激圧をかけて緩めていきます（85ページ写真4参照）。尺側手根屈筋の下は尺骨神経が通っていますので、神経を圧迫しないように気をつけてください。

　ピンサー圧迫（二指および四指圧迫法）で、硬い筋束を掴み少し引っ張るような感じで揺らしていくのも有効です。

　クライアントの手のひらを上にして、手の甲を充分に手首に近づけてストレッチした状態で、クライアントに前腕を外側に回旋してもらうと、トリガーポイントにストレッチ（筋筋膜回旋ストレッチ）を行えて（86ページ写真6参照）、効果的です。

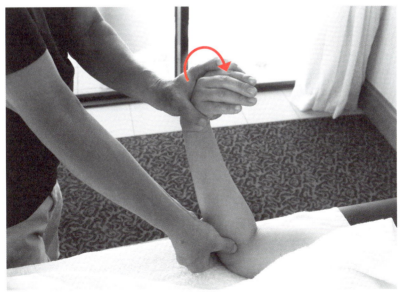

1 クライアントの手のひらを表にして肘を立て、その手のひらを手首に近づけていく。

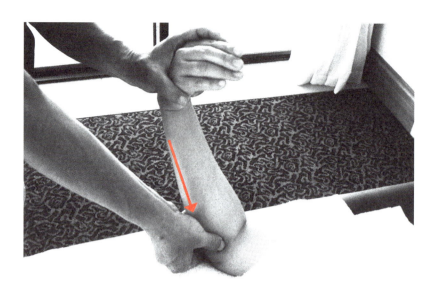

2 母指による尺側手根屈筋へのストリッピング。

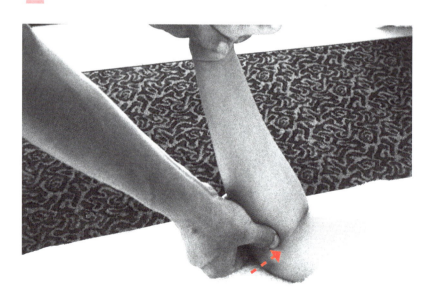

3 母指による尺側手根屈筋のトリガーポイントへの静止圧迫。

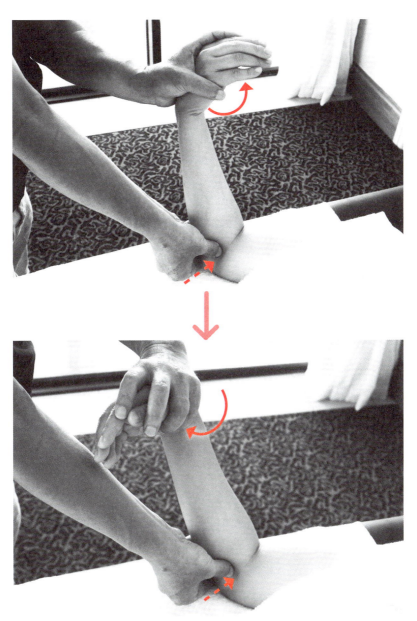

4 母指で硬結を押さえながら、手首を一旦親指側に向けてから小指側に曲げていく動きを繰り返す（ポインティングモビライゼーション）。

実践編 肘痛、手首痛、腕の痛みに関係する筋肉

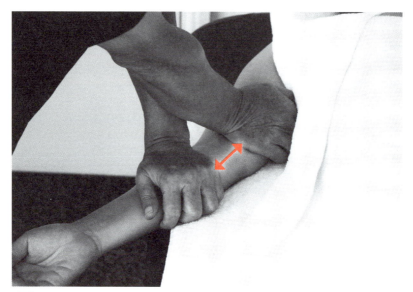

5 尺側手根屈筋、長掌筋のトリガーポイント部へのクロスハンドストレッチ（筋筋膜リリース）。

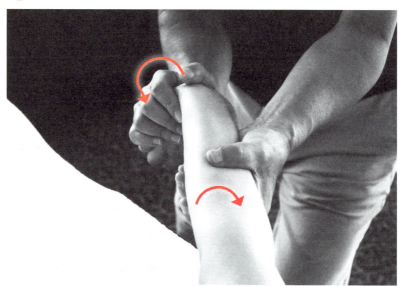

6 尺側手根屈筋のトリガーポイント部への回旋ストレッチ（筋筋膜リリース）。（クライアントの手のひらを上にして手の甲を充分に手首に近づけストレッチした状態で、クライアントに前腕を外側に回旋してもらう）。

前腕の筋肉（後面）

　肘筋は、上腕三頭筋内側頭に続く筋で、三頭筋とともに肘を伸展する働きがあります。針仕事、腕立て伏せ、金づちを打つ動作、車のマニュアルギア操作、テニスなどの肘の曲げ伸ばし反復動作で働いており、テニス肘の原因となる筋肉の1つです。

　トリガーポイントは尺骨肘頭外側面から上腕骨へ付着するくぼみ付近に形成され、手の甲側の肘付近（親指側）（次ページのチャート図参照）に関連痛を起こします。

肘筋

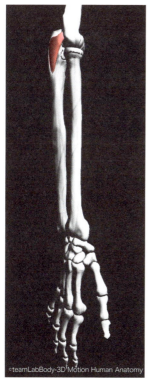
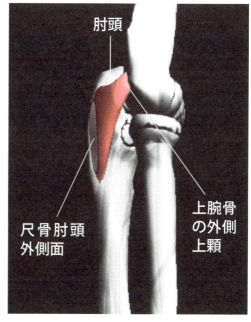

起始：上腕骨の外側上顆
停止：尺骨の肘頭外側面
作用：肘関節の伸展

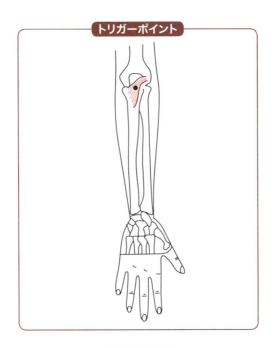

トリガーポイント

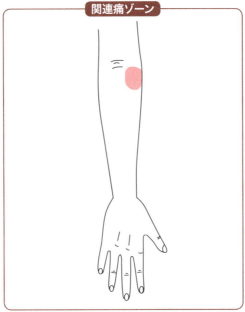

関連痛ゾーン

実技

　仰向けの状態で、クライアントの手のひらを下にして肘を曲げます。母指で尺骨の肘頭に触れて少し下にずらしたあたりが、肘筋の付着部（停止）の尺骨肘頭外側面です。

　そこから上腕骨の外側上顆に付着している（87ページ図参照）のが肘筋です。肘筋を見つけにくい場合は、母指で尺骨肘頭の付着部あたりを押しながら前腕を少し伸ばす（伸展）と、肘筋が動いているのが感じられます。

　母指でフリクション、ストリッピングしながら索状硬結部分を触診し、静止圧迫を加えていきます。

実践編
肘痛、手首痛、腕の痛みに関係する筋肉

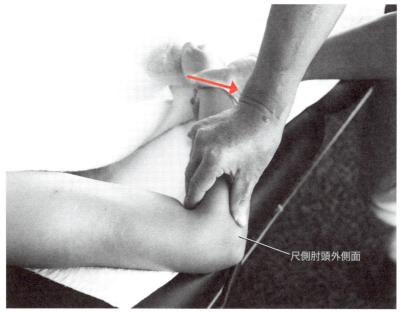

尺側肘頭外側面

1 クライアントの手のひらを下にして肘を曲げ、母指で肘頭の下にある尺骨肘頭外側面に触れて、肘筋の付着部の位置を確認する。付着部あたりに母指を置き、クライアントの曲げた腕を少し伸ばす（伸展する）と、肘筋が動くのが確認できる。

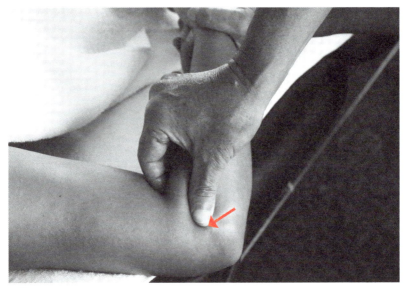

2 母指で、尺骨肘頭外側面から上腕骨の外側上顆へ向けてストリッピングする。

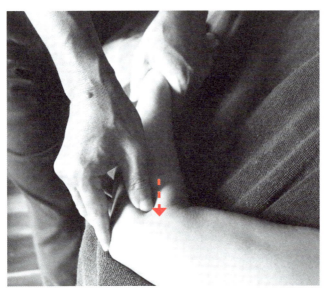

3 母指による肘筋のトリガーポイントへの静止圧迫。

尺側手根伸筋
しゃくそくしゅこんしんきん

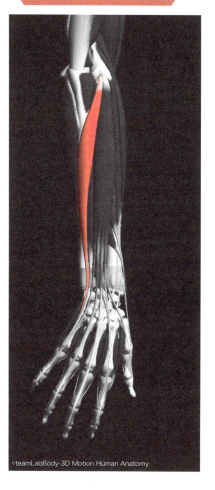

　尺側手根伸筋は、前腕の伸筋群の中で最も内側を走る筋肉です。手首を伸展したり、内転するのに作用しています。

　トリガーポイントは尺骨の上部付近に形成され、関連痛は手首の内側（小指側）付近に現れます。

　肘を伸ばした状態で、繰り返し手で何かを強く握る動きなどでトリガーポイントが活性化します。

実践編　肘痛、手首痛、腕の痛みに関係する筋肉

起始：上腕骨の外側上顆、尺骨の近位後縁
停止：第5中手骨の基部
作用：手関節の伸展（手首を手の甲側に曲げる）、指の伸展（指を伸ばす）、手関節の内転（握手しようとする手首を下に下げる）

トリガーポイント

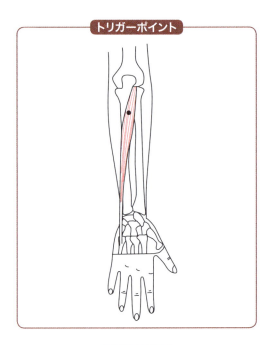

関連痛ゾーン

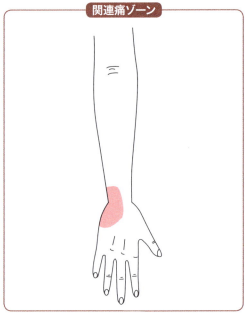

実技

　クライアントが仰向けの状態で、その手首を持ち上げるようにして肘関節を曲げ、手の小指側から母指を入れて尺骨を感じながら、尺骨に沿って肘方向に母指を滑らせていくと、尺側手根伸筋の筋腹が感じられます。手首を手の甲側に曲げると、筋肉が動いているのが確認できます。

　小指の付け根から上腕骨の外側上顆まで走る筋肉を、母指でエフルラージュ、そしてストリッピングでしっかりとストロークしていきます。

　フリクションで触診しながら、索状硬結や硬結を見つけたら静止圧迫します。トリガーポイントの位置は、筋肉が尺骨から上腕骨外側上顆へ斜めに伸びていく筋腹に形成されます。

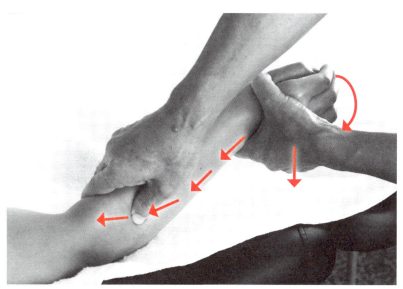

1 クライアントの手首を持ち上げるようにして肘関節を曲げ、手首を手の甲側に曲げ、さらに手を下げると動いている筋肉が確認できる。手の小指側から母指を入れ、尺骨を感じながら、尺骨に沿って走る筋肉を母指でストリッピングしていく。尺骨上部から上腕骨外側上顆へ斜めに向かう筋腹を捉え、同じくストリッピングしていく。

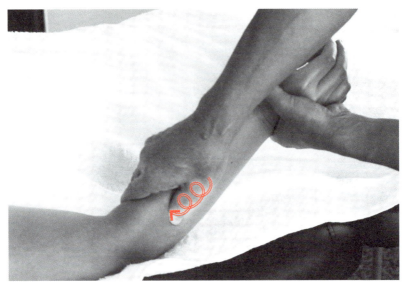

2 母指でフリクションしながら、索状硬結や硬結を触診していく。

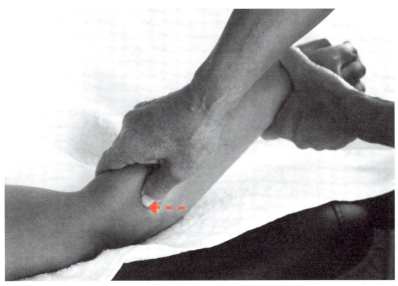

3 母指による尺側手根伸筋のトリガーポイントへの静止圧迫。

総指伸筋(そうししんきん)

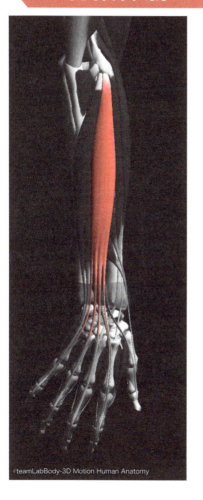

総指伸筋は親指以外の、人差し指、中指、薬指、小指をまっすぐ伸ばす時などに作用し、反復的な指の動作により、トリガーポイントが形成されます。

体操競技などの指を繰り返し強く握るようなスポーツ、ピアニスト、ギタリストなどの音楽家や大工や整備士などの作業員、パソコンのオペレーターなど、細かい指の動きが必要とされる仕事も、この筋肉を酷使しやすいといえます。

この筋肉にトリガーポイントが形成されると、手指の硬化、中指や薬指の背面の痛み、肘関節付近の痛みを感じたりします。

実践編　肘痛、手首痛、腕の痛みに関係する筋肉

起始：上腕骨の外側上顆
停止：第2〜5中節骨底、末節骨底
作用：母指を除く手指の伸展（曲げた指をまっすぐ伸ばす）

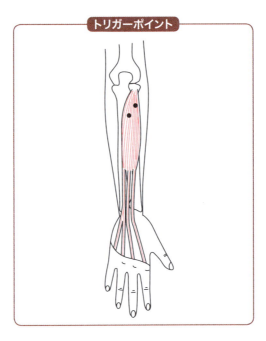

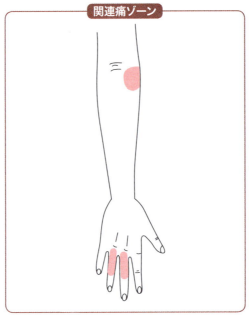

実技

　手首の甲側の尺骨と橈骨の間のくぼみから母指を上に這わせていくと、尺骨から橈骨へ向かう総指伸筋の筋腹が感じられます。その付近に母指を置き、クライアントに親指を除く手指を伸ばしたり曲げたりを繰り返してもらうと総指伸筋が動くので、その正確な位置が確認できます。

　位置が確認できたら、筋線維の流れに沿って母指で表面をエフルラージュし、ウォームアップできたら、さらに深部へストリッピングを入れていきます。

　筋肉が緩んできたら、ロープのようにピンと張っている索状硬結や硬結を見つけていきます。まず索状硬結が見つかった場合は、ロープ状の部分を少しずつ緩め、さらに慎重に触診をします。

　総指伸筋のトリガーポイントの位置は、肘関節下の総指伸筋が尺骨から橈骨へと向かうあたりの2点です（チャート図参照）。硬結やトリガーポイントを見つけたら、10秒の静止圧迫を繰り返していきます。

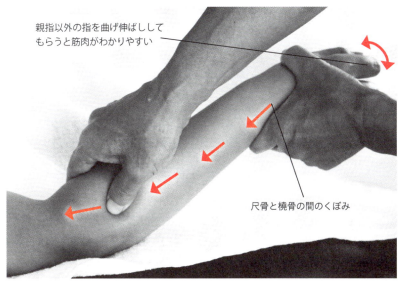

親指以外の指を曲げ伸ばししてもらうと筋肉がわかりやすい

尺骨と橈骨の間のくぼみ

1 総指伸筋への母指でのエフルラージュ、ストリッピング。

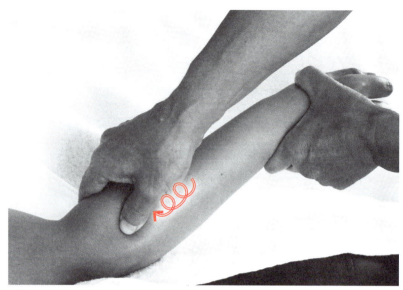

2 母指でフリクションをしながら触診していく。

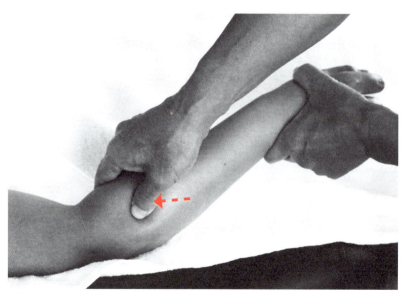

3 母指による総指伸筋のトリガーポイントへの静止圧迫。

長橈側手根伸筋
ちょうとうそくしゅこんしんきん

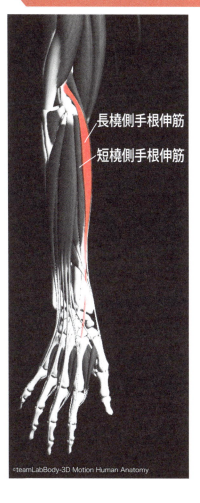

長橈側手根伸筋
短橈側手根伸筋

©teamLabBody-3D Motion Human Anatomy

長橈側手根伸筋は前腕後面の親指側にあり、前腕の外側を形づくる筋で、手首を手の甲側に曲げたり、肘を屈曲したりする動作で働きます。

パソコンのキーボードを叩く、楽器演奏、ピアノを弾く、パン生地をこねる、肘を伸ばした状態で繰り返し物を握る、テニス、ゴルフなどの手首や肘を使用するスポーツで酷使します。

実践編
肘痛、手首痛、腕の痛みに関係する筋肉

起始：上腕骨の外側縁、外側上顆、外側上腕筋間中隔
停止：第2中手骨底背面
作用：手関節の伸展（手首を手の甲側に曲げる）、外転（握手しようとする手首を上に挙げる）

トリガーポイント

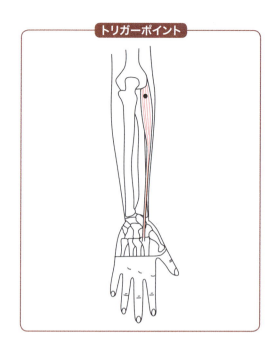

関連痛ゾーン

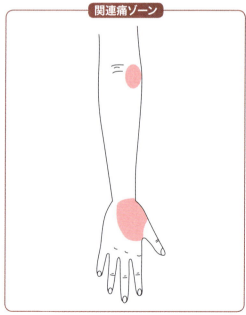

短橈側手根伸筋
（たんとうそくしゅこんしんきん）

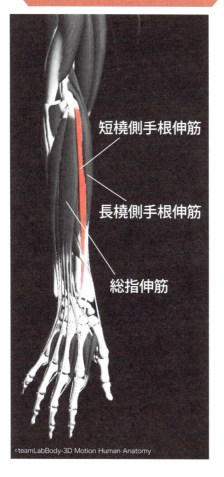

短橈側手根伸筋は、長橈側手根伸筋と総指伸筋の間に位置しています。

トリガーポイントは筋腹の中心付近に形成され、関連痛は手の甲から手首あたりに発生します。

肘を伸ばした状態で繰り返し手を強く握るような動き、あるいはコンピューターのキーボードを打つことを繰り返すと、トリガーポイントが形成されやすくなります。テニス肘を起こす代表的な筋肉でもあります。

実践編　肘痛、手首痛、腕の痛みに関係する筋肉

起始：上腕骨の外側上顆、橈骨輪状靭帯
停止：第3中手骨底背面
作用：手関節の伸展（手首を手の甲側に曲げる）、外転（握手しようとする手首を上に挙げる）

トリガーポイント

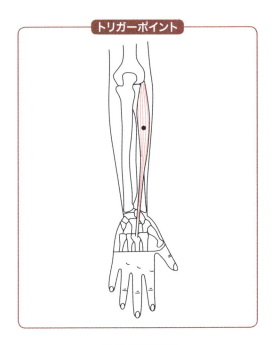

関連痛ゾーン

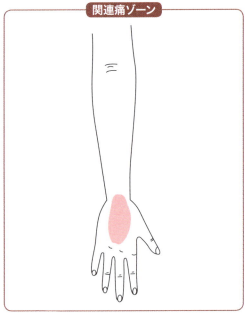

実技（長橈側手根伸筋と短橈側手根伸筋）

ここでは、長橈側も短橈側も同じ手根伸筋群ということで、施術していきます。

仰向けで、クライアントの前腕を片手で少し持ち上げながら、もう一方の手の母指で前腕後面の親指側の外側面を形づくる長橈側手根伸筋付近を触ります。クライアントの手首を外側に曲げると、動く筋肉が感じられます。長橈側手根伸筋の隣に位置するのが短橈側手根伸筋です。

さらに筋肉の位置を確認する方法として、長橈側手根伸筋は手の甲側の手首を通って人差し指に、短橈側手根伸筋は中指につながっていますので、手首の人差し指と中指につながるそれぞれの地点から指で肘に向けて、指を橈骨に押し付けるようになぞっていくと筋肉が感じられます。

筋肉の位置がわかったら母指でストリッピングをかけ、筋肉を緩めていきます。

フリクションで触診をし、索状硬結や硬結を見つけたら静止圧迫していきます。

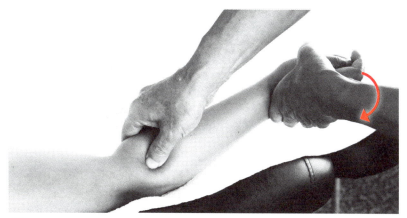

1 手の甲を外側に向けて、動く筋肉を感じ位置を確かめる。
手の甲側の手首を通って長橈側手根伸筋は人差し指に、短橈側手根伸筋は中指につながっている。手首の人差し指と中指につながるそれぞれの地点から、指で肘に向けてなぞっていくと筋肉が感じられる。

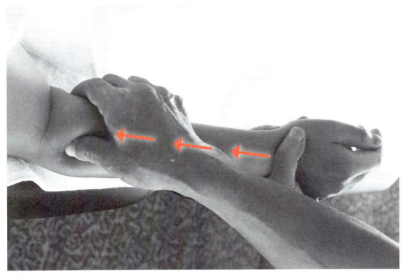

2 母指による、長橈側手根伸筋と短橈側手根伸筋のラインへのストリッピング。

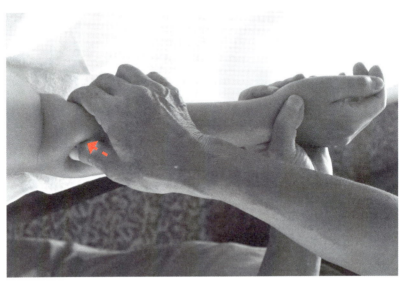

3 フリクションで触診してから、母指によるトリガーポイントへの静止圧迫。

足首の外側の痛みに関係する筋肉

腓骨筋群
ひ　こつ　きん

（長腓骨筋、短腓骨筋、第三腓骨筋）

　足首の外側の痛みの多くは、腓骨筋群のトリガーポイントが関係しています。捻挫と思われる場合でも、実は腓骨筋群のトリガーポイントが原因ということがあります。特に、患部に腫れや炎症がない場合はその可能性が高いといえるでしょう。

　また、これらの筋肉の1つでも弱くなると、足首の捻挫を起こしやすくなります。骨折などで長期にわたり足関節が固定されると、これらの筋肉が弱くなり、トリガーポイントが形成される原因となります。

　腓骨筋群の作用は、足裏を外側に向ける（外反）動きです。

長腓骨筋 (ちょうひこつきん)

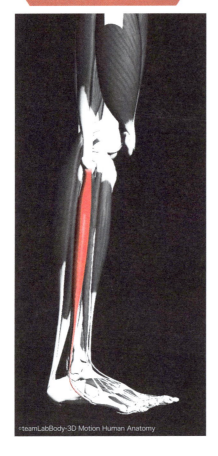

©teamLabBody-3D Motion Human Anatomy

　長腓骨筋は、足首の外側の痛みに最も関係する筋肉です。

　ランニングや坂を上る、自転車のペダルをこぐような脚の動きや、女性のハイヒールを履いての歩行などで長腓骨筋に負担をかけると、トリガーポイント（チャート図参照）を形成します。

　足首付近の筋力の低下を感じる時は、トリガーポイントが原因の可能性があります。足首の痛みは関節炎や腱炎と診断されることがありますが、トリガーポイントが誘因していることも多く、そのトリガーポイントの非活性化が有効となります。

　長腓骨筋の位置は、足先を下に向けたり、足裏を外側に向ける時に筋肉が収縮して硬くなるので確認できます。

起始：腓骨頭、腓骨外側縁
停止：第1中足骨の底、内側楔状骨
作用：足底を外反する（足裏を外側に向ける）、足先を底屈する（足首を足裏の方に曲げる、例えば、車のアクセルを踏むような動き）

トリガーポイント

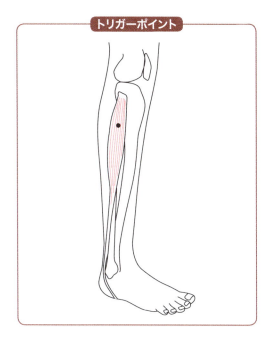

関連痛ゾーン

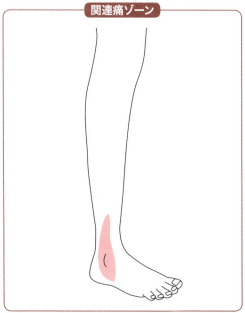

実践編 足首の外側の痛みに関係する筋肉

短腓骨筋(たんひこつきん)

長腓骨筋と同様に、足首外側の痛みに関係します。

短腓骨筋のトリガーポイントの位置は、長腓骨筋に比べ、より足首に近い位置(チャート図参照)になります。

短腓骨筋の位置は長腓骨筋で隠れており、表面からはわかりづらいです。しかし、指を長腓骨筋のさらに奥に入れて足先を下方に向けると、短腓骨筋が収縮して硬くなるので確認できます。

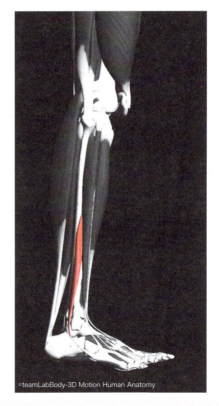

©teamLabBody-3D Motion Human Anatomy

起始:腓骨の外側面
停止:第5中足骨粗面
作用:足の外反(足裏を外側に向ける)、足の底屈(足首を足裏の方に曲げる、例えば、車のアクセルを踏むような動き)

トリガーポイント

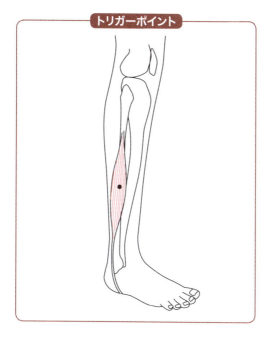

関連痛ゾーン

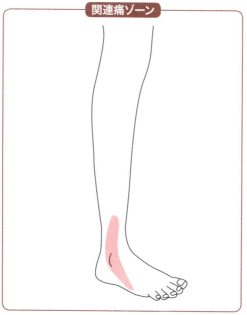

実践編 足首の外側の痛みに関係する筋肉

実技（長腓骨筋と短腓骨筋）

　長腓骨筋はくるぶしの後ろを走っているので、くるぶしの後ろから腓骨に沿って腓骨の上部（腓骨頭）まで伸びている長腓骨筋を確認します。位置がわかりづらい場合は、クライアントの足先を下方に曲げていくと、動いている筋肉が感じられます。

　短腓骨筋は長腓骨筋で隠れていますが、くるぶしの後ろから指を長腓骨筋のさらに奥に入れて短腓骨筋にアクセスします。

　2つの筋肉の位置が確認できたら、長腓骨筋と短腓骨筋を同じ筋肉群で1つのラインと考え、くるぶしの後ろあたりから腓骨頭の付着部に向けて、エフルラージュ、ストリッピングをかけていきます。

　次に、マッサージベッドの反対側から、三指をくるぶしのあたりに置き、そこにもう一方の手のひらで三指を押さえて圧を加えながら、長腓骨筋と短腓骨筋の筋線維の流れにクロスするように横断しながら徐々に筋肉の上部へ向かっていきます。このクロスファイバーストロークは、硬直した筋肉をさらに緩めていくのに効果的です（112ページ写真4参照）。

　そして、チャート図を参考にしながら、短腓骨筋はくるぶしから腓骨頭までの長さの3分の1付近を、長腓骨筋は3分の2付近をフリクションで触診します。索状硬結や硬結を見つけたら、緩みを感じるまで静止圧迫をしていきます。

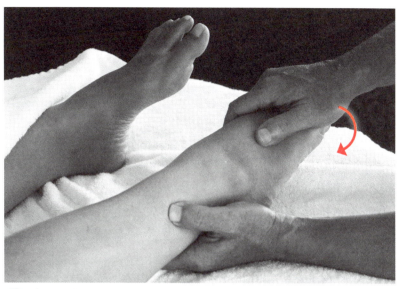

1 腓骨筋群（長腓骨筋と短腓骨筋）の位置を確認する。両筋肉ともにクライアントの足先を下方に向けると、筋肉が動くので位置を確認できる。

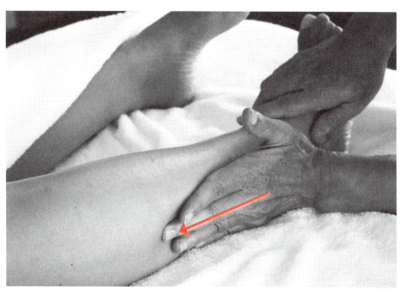

2 長腓骨筋と短腓骨筋のラインを、中指を意識して手全体でストリッピング。

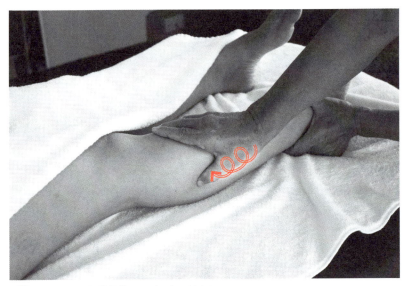

3 長腓骨筋と短腓骨筋のラインをフリクション。

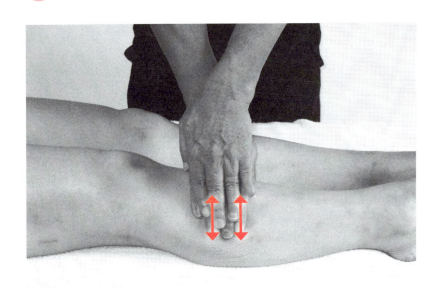

4 長腓骨筋と短腓骨筋のラインをクロスファイバーストローク。

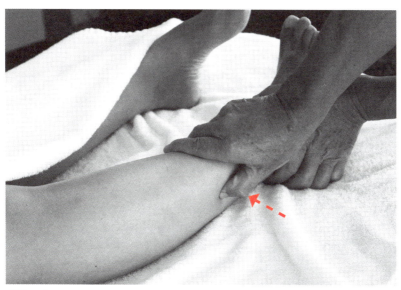

5 母指での短腓骨筋のトリガーポイントへの静止圧迫(両母指を使用してもよい)。

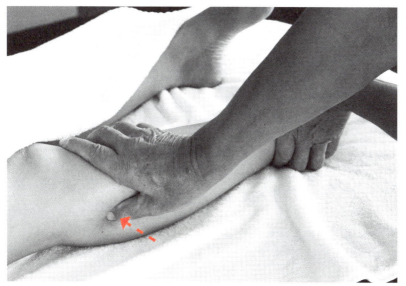

6 母指での長腓骨筋のトリガーポイントへの静止圧迫(両母指を使用してもよい)。

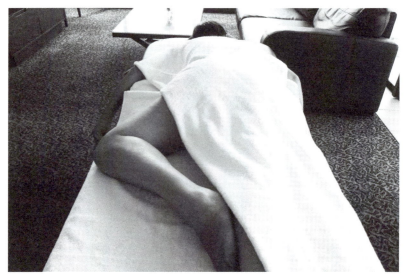

7 写真のようにクライアントの膝を曲げ、うつ伏せの状態で腓骨筋にアクセスしやすくする。

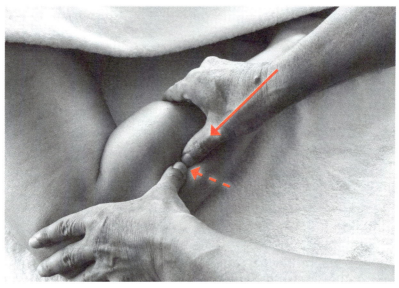

8 うつ伏せ状態での、両母指を使用した長腓骨筋へのストリッピングと静止圧迫。

第三腓骨筋
（だいさんひこつきん）

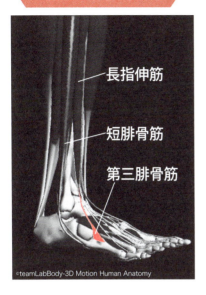

第三腓骨筋は、長短腓骨筋と同じように足首外側の痛みに関係しますが、くるぶしそのものよりも、かかと外側やくるぶしの上部前方付近の痛みに関係しています（次ページのチャート図参照）。

デコボコ道を歩いたり、アイススケートなどの足を外側に向ける動きは腓骨筋を酷使します。足を踏み出した時に痛みがあり、腱炎や靭帯損傷と診断されることもあります。

第三腓骨筋の位置はくるぶしの上部前方で、腓骨と脛骨の間のくぼみを目安に母指で探っていきます。長指伸筋と短腓骨筋の間に位置しています（上の筋肉図参照）。足先を上方に向ける（背屈）と同時に足裏を外側に向ける（外反）と収縮しますので、確認しやすくなります。

起始：腓骨の下部
停止：第5中足骨底の背側面
作用：足の外反（足裏を外側に向ける）、足の背屈（足首を足の甲の方に曲げる、例えば、車のアクセルを緩めるような動き）

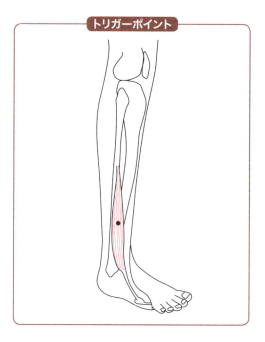

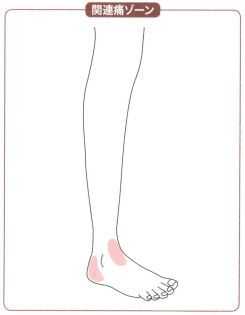

実技

写真のように、くるぶし前部から腓骨に向けて走る第三腓骨筋にストリッピングをかけていきます。

ある程度、筋肉が緩まったら、母指でフリクションをして触診していきます。母指に引っ掛かりを感じる部分や硬結を見つけたら、緩みを感じるまで静止圧迫を繰り返していきます。

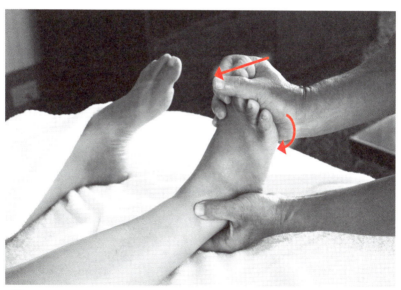

1　クライアントの足先を上方に向けると同時に、足裏を外側に向けると、第三腓骨筋が動くのが確認できる。

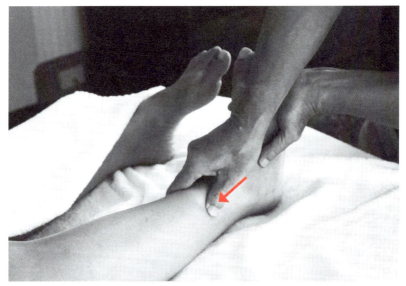

2 第三腓骨筋のラインをストリッピング。

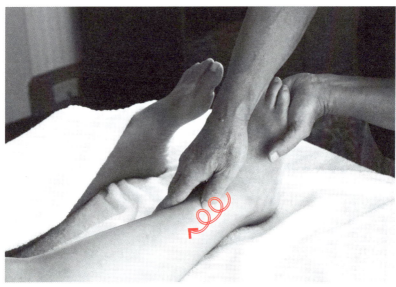

3 第三腓骨筋のラインを母指でフリクション。

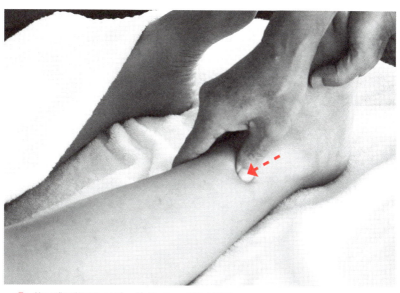

4 第三腓骨筋のトリガーポイントへの静止圧迫。

実践編　足首の外側の痛みに関係する筋肉

足首の内側の痛み
に関係する筋肉

ヒラメ筋

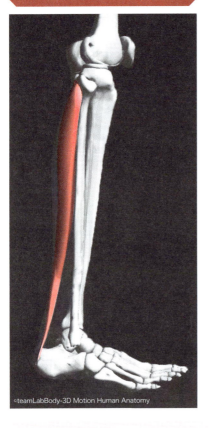

脚を使用するあらゆる動きやスポーツは、腓腹筋やヒラメ筋を酷使します。

足首の外側の痛みは腓骨筋群の筋肉、足首の内側の痛みはヒラメ筋のトリガーポイントが起因していることが多いといえます。

こうしたヒラメ筋のトリガーポイントの位置は、脛骨のすぐ縁に存在します。

起始：腓骨頭、脛骨後面のヒラメ筋線、脛骨内側縁
停止：腓腹筋の腱とともにアキレス腱となり、踵骨隆起
作用：足の底屈、踵の挙上

トリガーポイント

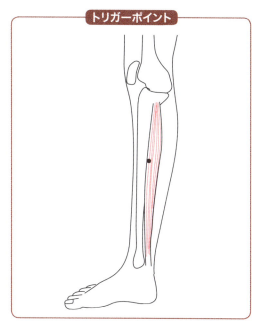

関連痛ゾーン

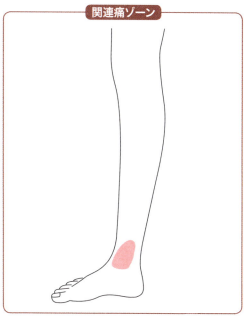

実践編　足首の内側の痛みに関係する筋肉

実技

ヒラメ筋全体を、ニーディングでしっかりほぐしていきます。

ある程度ほぐれたところで、脛骨の縁に沿ってヒラメ筋をストリッピングしていきます。

筋肉が緩まったところで、チャート図を参考に母指でフリクションをかけながら触診をしていきます。索状硬結や硬結を見つけたら、静止圧迫を繰り返していきます。

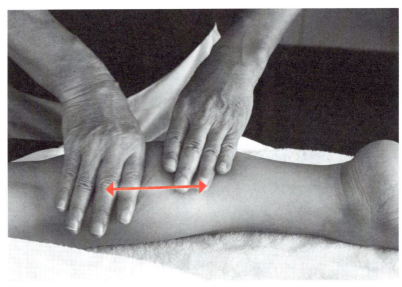

1 ヒラメ筋全体を、しっかりニーディングでほぐしていく。

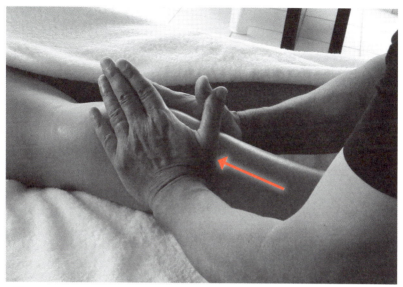

2 両手根を使用したヒラメ筋のストリッピング。

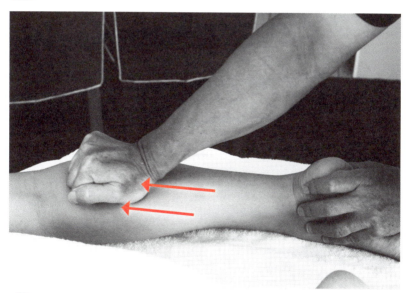

3 ナックルによるヒラメ筋全体のストリッピング。

実践編 足首の内側の痛みに関係する筋肉

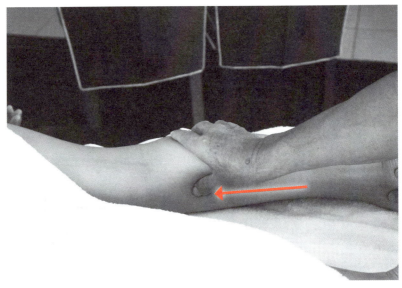

4 母指で、ヒラメ筋の脛骨の縁のラインをストリッピング。

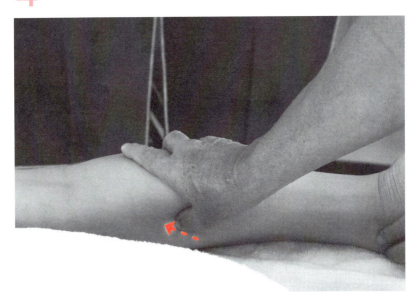

5 母指による、ヒラメ筋の脛骨の縁にあるトリガーポイントへの静止圧迫。

足底の痛みに関係する筋肉

腓腹筋(ひふくきん)

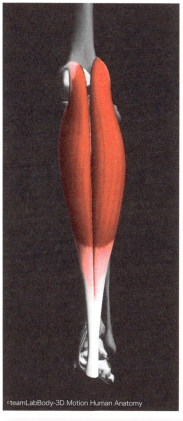

腓腹筋はふくらはぎの筋肉で、ジャンプする、坂を上る、自転車をこぐ、ランニングなどの動作で働いています。また、坂や階段を下りる時に足首や膝の関節を安定させ、バランスをとりコントロールするなどの役割をしています。

スポーツやランニングをした時などに、筋肉痛になりやすい筋肉です。また、夜寝ている間に筋肉が痙攣(けいれん)する「こむらがえり」などの症状は、腓腹筋の疲れや緊張、トリガーポイントが原因のこともあります。

ふくらはぎは「第2の心臓」と呼ばれ、その筋肉を揉みほぐすと血液の流れがスムーズになり、組織が活性化するといわれています。

腓腹筋の内側頭のトリガーポイントは、足底の縦アーチ部に痛みを起こします。

起始:大腿骨の内外側上顆の後面
停止:ヒラメ筋腱と一緒にアキレス腱となり、踵骨隆起
作用:足の底屈(下へ向ける)、踵の挙上、膝関節の屈曲、例えば、ランニングや跳躍動作で働く

トリガーポイント	関連痛ゾーン
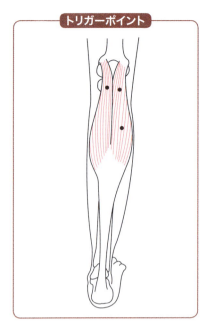	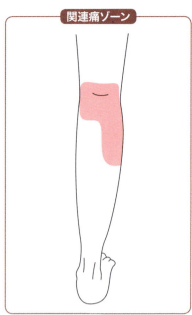
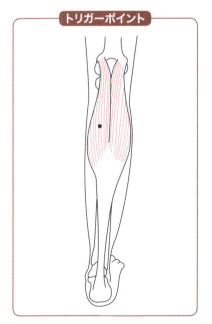	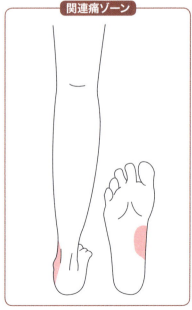

実技

まず、充分にニーディングで腓腹筋全体をほぐしていきます。筋肉が温まって緩んできたら、ナックルを使用して、腓腹筋の筋線維に沿って一定の圧でストリッピングを行います。

次に、同じくナックルを使用して、今度は筋線維を横断するようにクロスファイバーストロークを行っていきます（128ページ写真3参照）。

必要に応じて上記を繰り返した後、触診しながら、索状硬結および硬結を母指で静止圧迫していきます。

足底のアーチ部の痛みは、内側頭のトリガーポイントに起因します。他の部位に存在するトリガーポイントは、そのトリガーポイントの周りに関係しています（前ページのチャート図参照）。

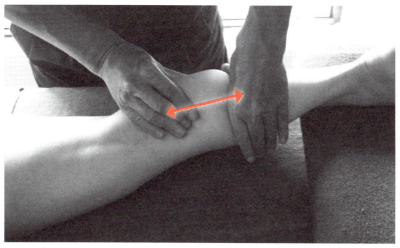

1 ニーディングで腓腹筋全体を充分にほぐしていく。

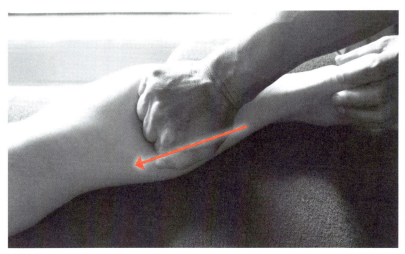

2 ナックルによるストリッピング。

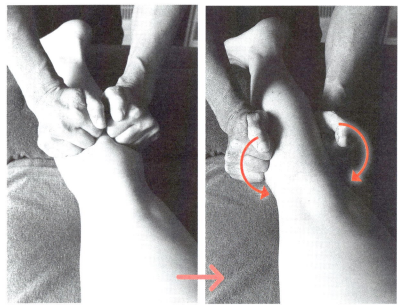

3 真ん中で突き合わせたナックルを両側に開くようにして、腓腹筋の筋線維のラインをクロスに横断するようにクロスファイバーストロークしていく。

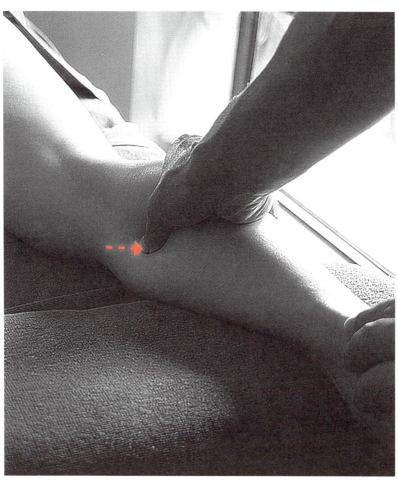

4 母指による腓腹筋内側頭のトリガーポイントへの静止圧迫。

ヒラメ筋

　ヒラメ筋は、腓腹筋の2層目を形成し、腓腹筋の作用を補助しています。女性がハイヒールで長時間歩行する、スキー、アイススケート、ローラーブレード、歩く、走る、ジャンプする、上るなどの動きで、しばしばアキレス腱付近や踵の痛みを訴えることがあります。

　激しい踵の痛みは足底筋膜炎と診断されることもありますが、そうした痛みはヒラメ筋のトリガーポイントが原因であることがあります。

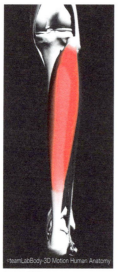
ヒラメ筋

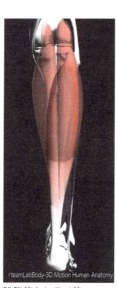
腓腹筋とヒラメ筋

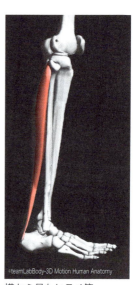
横から見たヒラメ筋

起始：腓骨頭、脛骨後面のヒラメ筋線、脛骨内側縁
停止：腓腹筋の腱と合流し、アキレス腱を介して踵骨隆起に停止
作用：足の底屈、踵の挙上

トリガーポイント

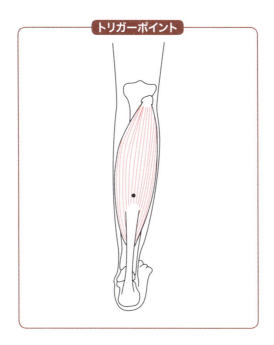

関連痛ゾーン

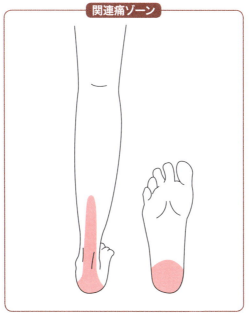

実践編　足底の痛みに関係する筋肉

実技

まず、ヒラメ筋全体をニーディングでしっかり揉みほぐしていきます。

次に、ナックルでヒラメ筋の筋線維の流れに沿ってストリッピングしていきます。

今度は、両ナックルで、筋線維の流れにクロスするようにクロスファイバーストロークをしていきます。

アキレス腱のあたりを両母指で下方から上方向（膝裏方向）に這わせていくと、アキレス腱の硬い部分から柔らかい筋肉の部分に変わるところが感じられますので、そのあたり（131ページのチャート図参照）を目安に触診します。硬結やトリガーポイントを見つけたら、静止圧迫を繰り返していきます。

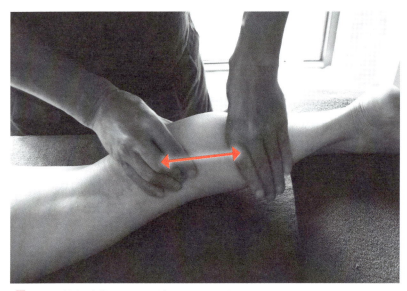

1 ヒラメ筋を、充分ニーディングでほぐしていく。

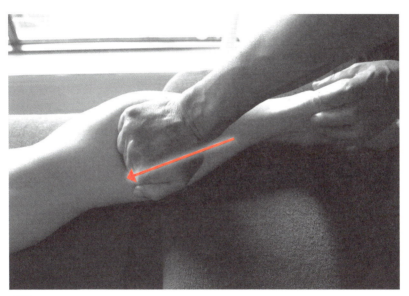

2 ナックルによるヒラメ筋のストリッピング。

実践編　足底の痛みに関係する筋肉

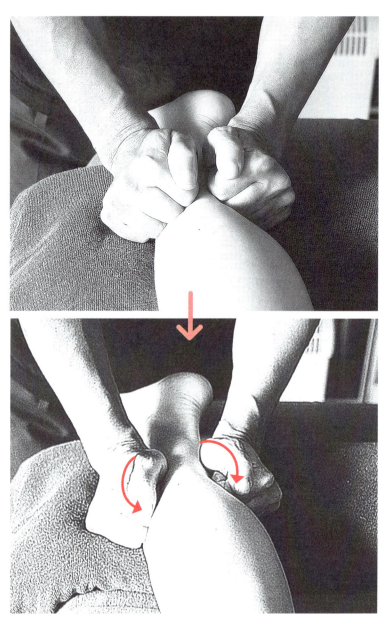

3 両ナックルを使用した、ヒラメ筋のクロスファイバーストローク。ヒラメ筋の筋線維の流れにクロスするように圧を加えながら、横断していく。

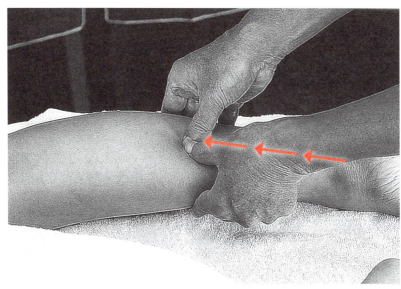

4 アキレス腱を両母指で下から上に這わせていく。

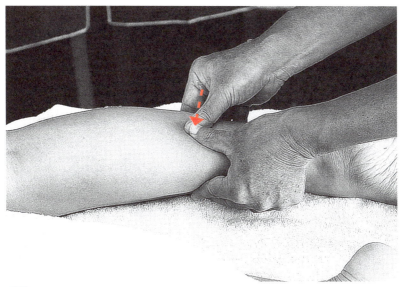

5 両母指によるヒラメ筋のトリガーポイントへの静止圧迫。

長指屈筋
（ちょうしくっきん）

　長指屈筋は腓腹筋とヒラメ筋のさらに下にあり、脛骨の後面に沿って位置しています。

　平坦でないデコボコした地面や砂浜などを歩いたり走ったりする時に、バランスを保ちながら地面に踏ん張るような動きは、足指の疲れとなり、長指屈筋に負担をかけます。そしてトリガーポイントが形成される原因となります。

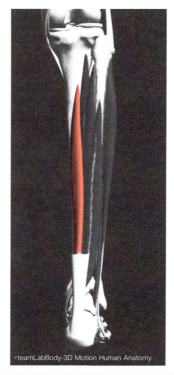

起始：脛骨の後面、下腿骨間膜
停止：第2～5指の末節中骨底
作用：足指の屈曲（足指を内側に曲げる）、足の底屈（足首を足裏の方に曲げる、例えば、車のアクセルを踏むような動き）

トリガーポイント

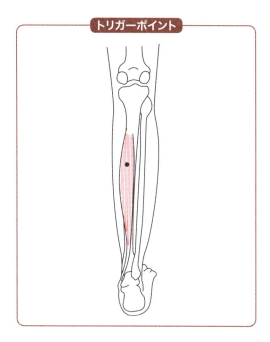

関連痛ゾーン

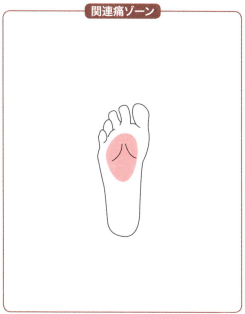

実践編　足底の痛みに関係する筋肉

実技

　長指屈筋は、足を底屈（車のアクセルを踏むような動き）していく時に筋肉が収縮するので、それを感じてください。

　最初に、ふくらはぎ全体(腓腹筋、ヒラメ筋)、そしてさらに深層にある長指屈筋を意識しながら、ニーディングでしっかり揉みほぐしていきます。

　次に、長指屈筋の筋線維の流れに沿って、母指、エルボーやナックルを使用して脛骨に押し付けていく感じで、深くストリッピングをしていきます。チャート図を参考に、長指屈筋の脛骨後面への付着部あたりを目安に触診し、硬結やトリガーポイントを見つけたら、静止圧迫を繰り返していきます。

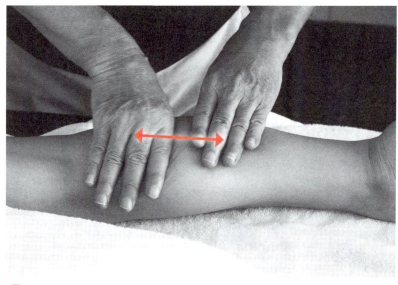

1 ふくらはぎ全体にかけて、充分ニーディングでほぐしていく。

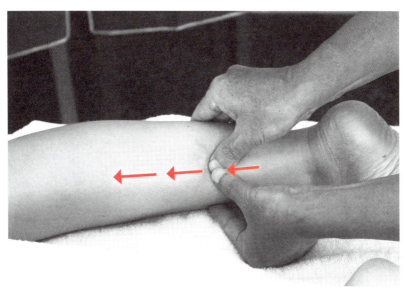

2 母指で長指屈筋をストリッピング。

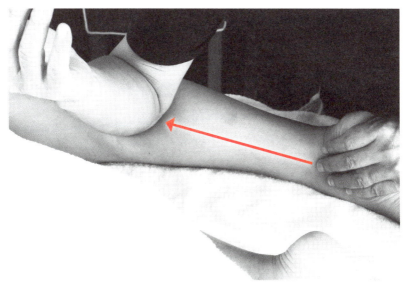

3 エルボーで長指屈筋をストリッピング。

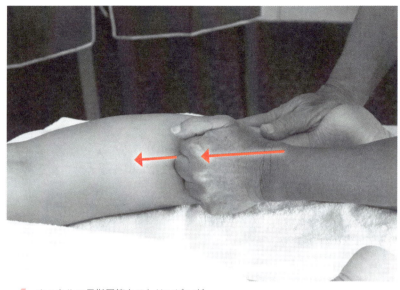

4 ナックルで長指屈筋をストリッピング。

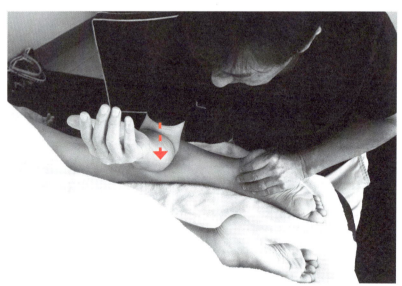

5 エルボーによる長指屈筋のトリガーポイントへの静止圧迫。

長母指屈筋
（ちょうぼしくっきん）

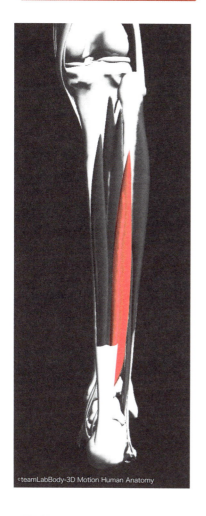

長母指屈筋も、腓腹筋とヒラメ筋のさらに下にあり、長指屈筋が脛骨の後面に位置しているのに対して、長母指屈筋は腓骨の後面に位置しています。腱は足の親指（母趾）の先端まで伸びて停止しています。

デコボコ道、斜面、砂浜などの平坦でない道を走ったりする時に、筋肉に負担がかかり、トリガーポイントを形成しやすくなります。

関連痛は足底の母指から付け根にかけて（チャート図参照）起こり、痛みやしびれ、時には痙攣を起こすことさえあります。

実践編 足底の痛みに関係する筋肉

起始：下腿骨間膜後面の下部、腓骨の後面
停止：母指の末節骨底
作用：母指の屈曲（親指を内側に曲げる）、足の底屈（足首を足裏の方に曲げる、例えば、車のアクセルを踏むような動き）

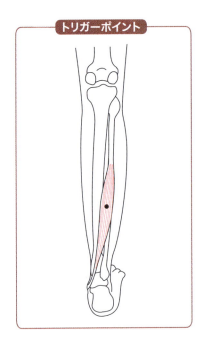
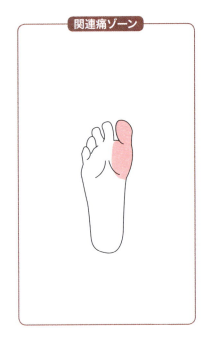

実技

　長母指屈筋を見つけるには、足を底屈（車のアクセルを踏むような動き）していく時に、腓骨後部の筋肉が収縮するので、見つけやすくなります。

　脛骨の下部から腓骨のほうへ斜めに、そして腓骨の後面に沿って走る長母指屈筋のラインをストリッピングで緩めていきます。長母指屈筋は長指屈筋と同様に奥深くにあるので、腓骨に指やエルボーを押し付けていく感じで、しっかりとした圧でストロークしていきます。

　ある程度、筋肉が緩まったところで、上のチャート図でポイントの位置を参考にしながら、ディープフリクションで深めに指を入れていきながら触診します。索状硬結や硬結を見つけたら、静止圧迫をします。

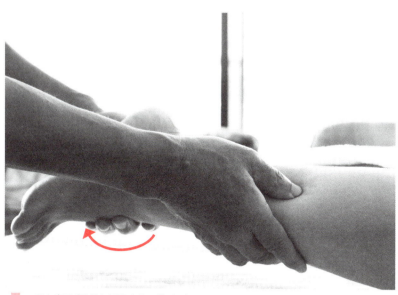

1 足を底屈（足首を足裏方向に曲げる）していきながら、長母指屈筋の位置を確認する。

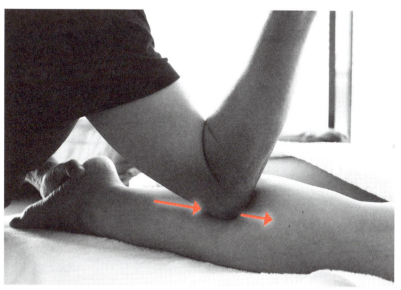

2 エルボーによる長母指屈筋へのストリッピング。

実践編　足底の痛みに関係する筋肉

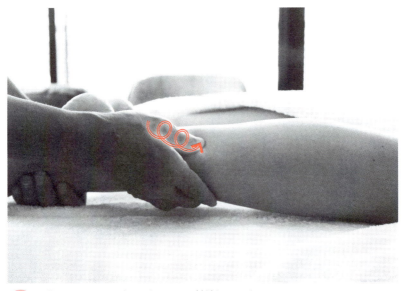

3 母指によるディープフリクションで触診していく。

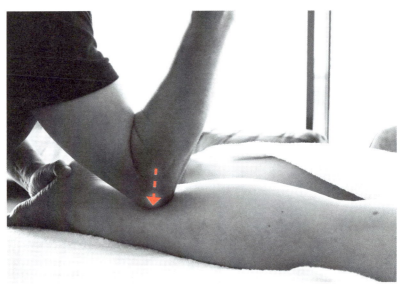

4 エルボーによる長母指屈筋のトリガーポイントへの静止圧迫。

アキレス腱付近の痛み
に関係する筋肉

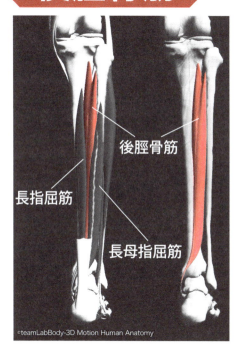

後脛骨筋（こうけいこつきん）

後脛骨筋
長指屈筋
長母指屈筋

©teamLabBody-3D Motion Human Anatomy

　後脛骨筋のトリガーポイントの関連痛は、アキレス腱付近に出るのが特徴的です。アキレス腱炎と診断される場合でも、後脛骨筋のトリガーポイントが原因であることがあります。

　後脛骨筋は、脛骨と腓骨、その間の骨間膜に付着し、その上にヒラメ筋が覆っています。

　足先を下に向ける（底屈）作用に関係し、ランニングや登山のような運動は後脛骨筋に負担をかけ、トリガーポイントを形成します。

　関連痛は、アキレス腱からその周りのふくらはぎ、かかと、足裏にまで及ぶことがあります。

起始：脛骨の後面、腓骨の内側面、下腿骨間膜の後面
停止：舟状骨粗面、内側・中間・外側楔状骨、立方骨、第2～4中足骨の底
作用：足の内反（足裏を内側に向ける）、足の底屈（足首を足裏の方に曲げる、例えば、車のアクセルを踏むような動き）

トリガーポイント

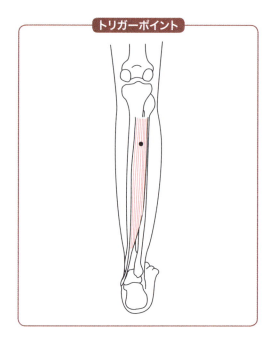

関連痛ゾーン

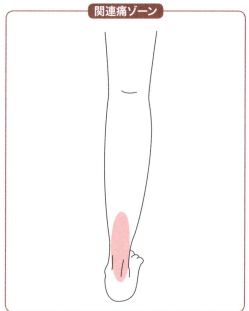

実技

　腓腹筋やヒラメ筋のさらに奥に位置していますので、しっかり後脛骨筋にアクセスできるように、深く指を入れていきます。

　前述の腓腹筋やヒラメ筋の実技と同様に、ふくらはぎ全体の筋肉群をニーディングやストリッピングなどでしっかりほぐしておきます。

　後脛骨筋は、字のごとく脛骨の後面を走っています。かかとの上のアキレス腱のラインから、母指またはエルボーでしっかり深くストリッピングをかけて、硬直した後脛骨筋を緩めていきます。

　ある程度、緩まったところで、ディープフリクションで触診をしていき、索状硬結や硬結を見つけたら、静止圧迫をします。

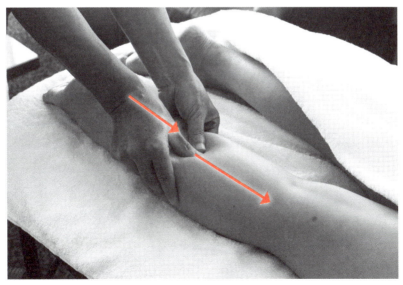

1 母指によるストリッピング。

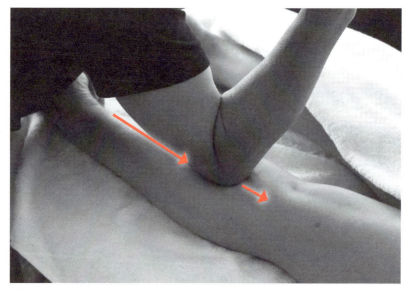

2 エルボーによる後脛骨筋へのストリッピング。

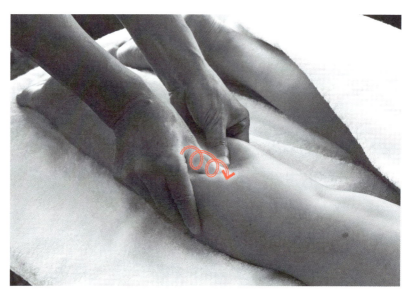

3 母指によるディープフリクション。

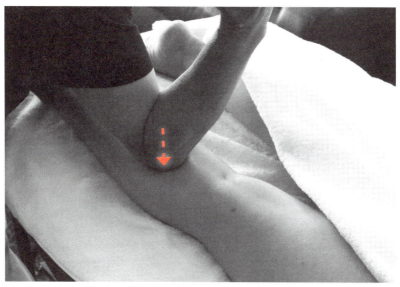

4 エルボーによるトリガーポイントへの静止圧迫。

ヒラメ筋

　前述のヒラメ筋のトリガーポイントは、アキレス腱付近の痛みにも関係しています（130ページ〜参照）。

足の甲の痛みに関係する筋肉

前脛骨筋（ぜんけいこつきん）

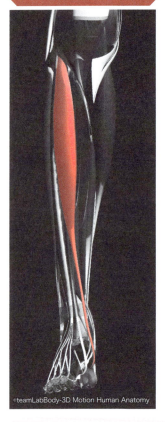

©teamLabBody-3D Motion Human Anatomy

前脛骨筋は、脛骨の上方から下方に向けて、脛骨の前面をカバーするように付着しています。

前脛骨筋の作用としては、歩行時に足を上方に持ち上げて地面から離し、前進することができます。この筋肉が低下すると、歩行や階段を上る時につま先がうまく上がらず、つまずいて転倒してしまうことがあります。高齢者の転倒は、前脛骨筋の筋力低下が原因であることが少なくありません。

前脛骨筋は、歩く、走る、上る、自転車をこぐなどの動きで筋肉に負荷がかかり、トリガーポイントを形成してしまいます。

関連痛は、親指全体にかけてと、足首の前面付近に発生します。親指の痛みは、時には痛風と間違うこともありますが、外見上、親指の腫れなどが認められない場合は、トリガーポイントが原因の可能性があります。

起始：脛骨上方の外側面、下腿骨間膜、下腿筋膜
停止：内側楔状骨、第1中足骨底足底面
作用：足の背屈（足首を上方に曲げる、例えば、車のアクセルを緩めるような動き）、足の内反（足裏を内側に向ける）

トリガーポイント

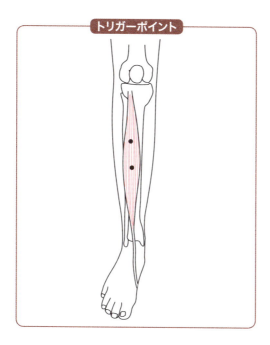

関連痛ゾーン

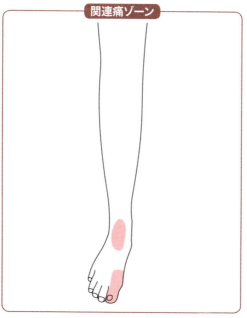

実践編 足の甲の痛みに関係する筋肉

実技（仰向け）

　前脛骨筋は脛骨の外側面にありますので、母指を脛骨の外側に押し当てクライアントの足首を上方に向ける（背屈する）と、前脛骨筋が収縮するのがわかります。

　位置が確認できたら、前脛骨筋が感じられる地点から膝方向に向かって、脛骨に指を押し込んでいくように母指でストリッピングをしていきます。

　ある程度、筋肉がほぐれてから、前ページのチャート図の2点を目安に、母指でフリクションをしながら触診します。索状硬結や硬結を見つけたら、静止圧迫をしていきます。

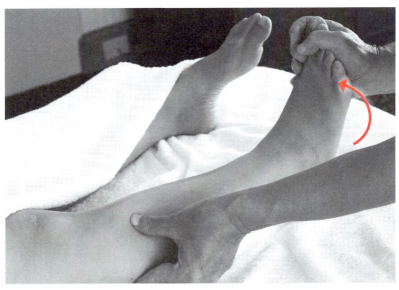

1 クライアントの足を背屈させて、前脛骨筋の位置を確認する。

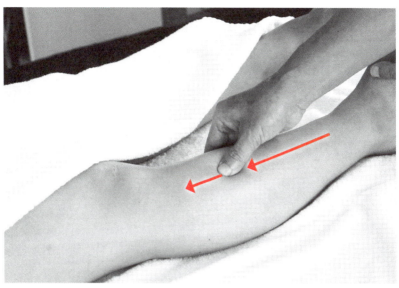

2 母指で前脛骨筋をストリッピングする。

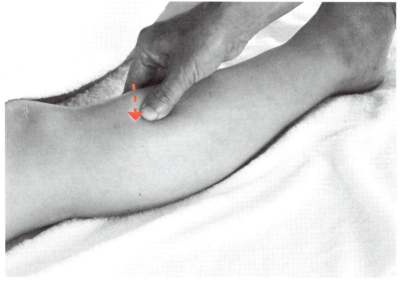

3 母指による前脛骨筋のトリガーポイントへの静止圧迫。

実技（うつ伏せ）

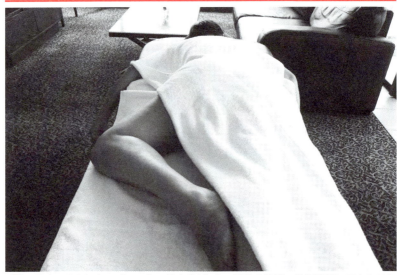

1 写真のようにクライアントの膝を曲げ、うつ伏せの状態で前脛骨筋にアクセスしやすくする。

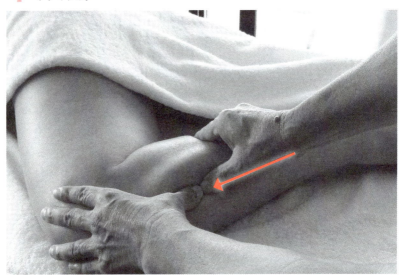

2 両母指で前脛骨筋のラインをストリッピング。

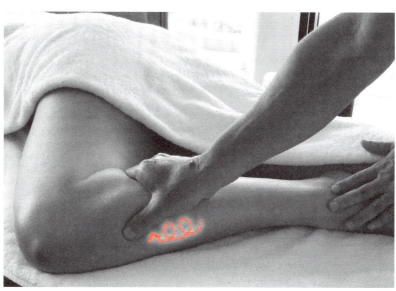

3 母指でフリクションをしながら触診していく。

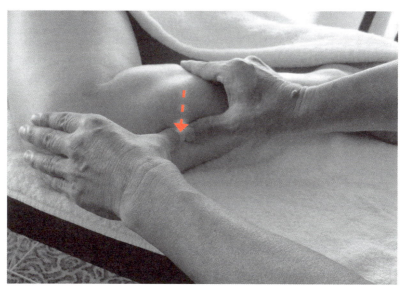

4 両母指による前脛骨筋のトリガーポイントへの静止圧迫

実践編 足の甲の痛みに関係する筋肉

長指伸筋
ちょうししんきん

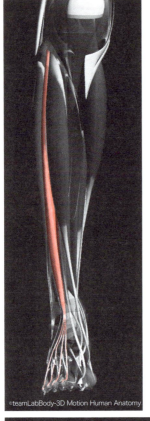

　長指伸筋は、前脛骨筋の外側に沿って下方に走っています。

　歩いたり走ったりする時に、足が地面に着地する際の身体のバランスを調整しています。こうした運動を繰り返すと長指伸筋に負担をかけ、やがてトリガーポイントを形成します。サッカーや自転車をこぐなど、足首の動きが多いスポーツでも、この筋肉を疲労させます。

　関連痛は、足の甲全体に発生させます。長指伸筋は足首を上方に向ける時に収縮するので、その位置を確認できます。

起始：脛骨上端の外側面、脛骨の前縁、下腿骨間膜、下腿筋膜
停止：第2〜5指背腱膜
作用：足の外反（足裏を外側に向ける）、足の背屈（足首を上方に曲げる、例えば、車のアクセルを緩めるような動き）、第2〜5指の伸展（親指以外の足指を上に向ける）

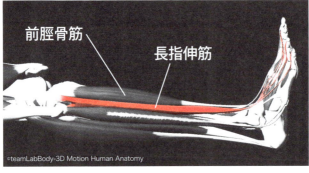

トリガーポイント

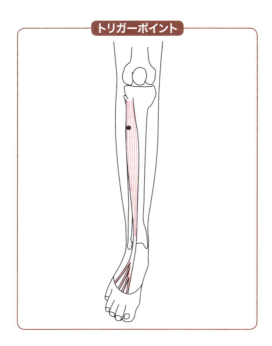

関連痛ゾーン

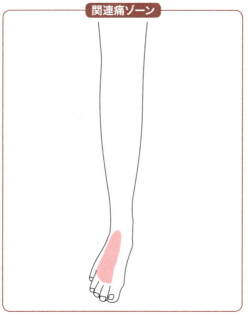

実践編　足の甲の痛みに関係する筋肉

長母指伸筋
（ちょうぼししんきん）

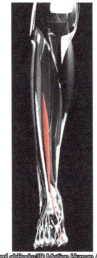

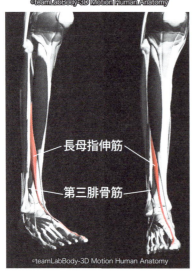

長母指伸筋は、前脛骨筋と長指伸筋に覆われています。

長指伸筋と同様に、歩行時や走行時に足が地面に着地する際の身体のバランスを維持する役割をしています。サッカーや自転車などの足首を動かす運動で、この筋肉が酷使されます。

長母指伸筋の関連痛は、親指の前面（チャート図参照）に発生します。

短い長母指伸筋の上を、長指伸筋が覆うような形になっています。足首を上方に向けたり（背屈）、親指を上に向ける時に筋肉が収縮するので、その位置を確認できます。

図のように、第三腓骨筋と長母指伸筋の位置が近いので、位置の違いを明白にしておきます。第三腓骨筋は腓骨下部に付着していますが、長母指伸筋はその上の腓骨中央内側が起始で、脛骨の下部を通って足の親指へと付着（停止）しています。

起始：下腿骨間膜、腓骨中央内側
停止：母指末節骨底、基節骨底
作用：足の内反（足裏を内側に向ける）、足の背屈（足首を上方に曲げる、例えば、車のアクセルを緩めるような動き）、母指の伸展（親指を上に向ける）

| トリガーポイント |

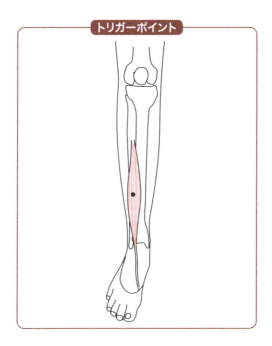

| 関連痛ゾーン |

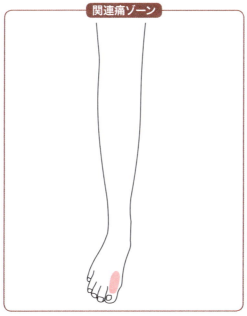

実技（長指伸筋と長母指伸筋）

　長指伸筋と長母指伸筋は同じ筋肉群とみなして、アプローチしていきます。長指伸筋のトリガーポイントは下腿の上部に、長母指伸筋のトリガーポイントは下腿の下部に形成されるのを、チャート図（157、159ページ）で確認しておきます。

　最初、前脛骨筋のラインの隣（外側）にある長指伸筋のラインに、母指でストリッピングを入れていきます。ほぐれたところで、前脛骨筋のラインから長指伸筋、長母指伸筋のラインをそれぞれの筋線維の流れに直角に横断するように、クロスファイバーストロークをかけていきます（次ページ写真3参照）。この方法は、硬直した前脛骨筋と長指伸筋群をさらに緩めていくのに効果があります。

　チャート図のトリガーポイントの位置を参考にしながらフリクションで触診していき、索状硬結や硬結を見つけたら、静止圧迫をします。長母指伸筋は長指伸筋の奥にありますから、しっかり圧を深く入れて筋肉にアクセスできるようにしてください。

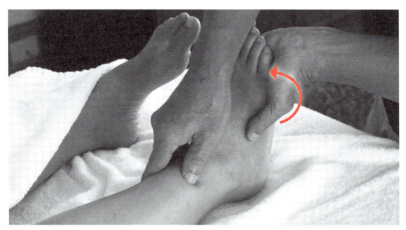

1　前脛骨筋の外側を走る長指伸筋と長母指伸筋の位置を確認したい場合は、クライアントの足を背屈（足首を上方に向ける）して収縮する筋肉を確認する。長指伸筋と長母指伸筋の動きの違いは、長指伸筋は足の外反（足裏を外側に向ける）の時に収縮し、長母指伸筋は、足の内反（足裏を内側に向ける）の時に収縮する。

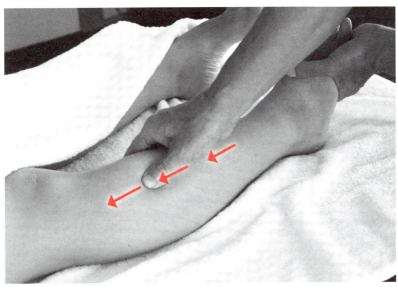

2 母指で長指伸筋と長母指伸筋のラインをストリッピングしていく。

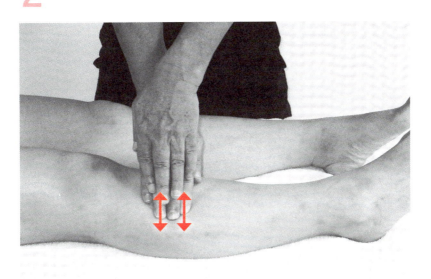

3 三指の上からもう一方の手を重ね、長指伸筋と長母指伸筋の筋線維のラインに対して直角に横断するようにクロスファイバーストロークをかけていく。

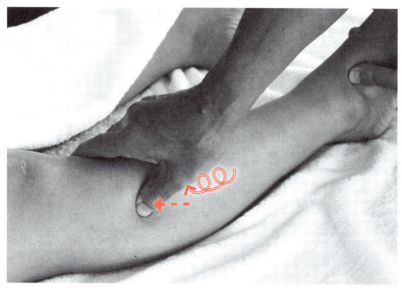

4 母指による長指伸筋のフリクションとトリガーポイントへの静止圧迫。

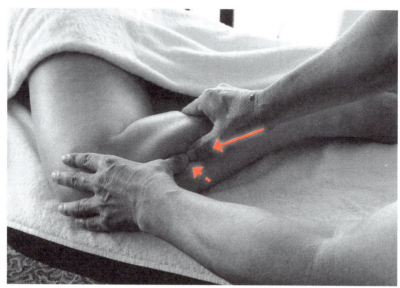

5 うつ伏せでクライアントの膝を曲げた状態で、長指伸筋と長母指伸筋のラインを両母指でストリッピング、およびトリガーポイントへの静止圧迫。

大腿部外側の痛みに関係する筋肉

大腿筋膜張筋
だいたいきんまくちょうきん

大腿筋膜張筋は大腿部の外側上部に位置し、大腿部外側に沿った腸脛靭帯に付着しています。

股関節の動きに関係し、大腿部を前へ引き上げたり、内側へ向ける、外に広げる動きなどに作用しています。ランニングや自転車こぎ、サッカー、クライミング、空手のキックなどの運動で使用されています。ランニングなどでの膝への衝撃、ジャンプしてからの着地やデコボコ道を歩いたり走ったりする時も、大腿筋膜張筋にストレスがかかります。

この筋肉が酷使されると股関節の動きが制限され、トリガーポイントを形成します。股関節外側部と大腿外側部の痛みは、大転子滑液包炎と診断されることがありますが、実はトリガーポイントが原因であることがあります。
だいてんしかつえきほうえん

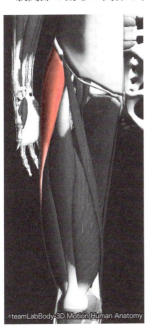
©teamLabBody-3D Motion Human Anatomy

起始：上前腸骨
停止：腸脛靭帯、脛骨の外側顆
作用：股関節の屈曲、内旋、外転（大腿部を腹部側に引き上げる、大腿部を内側へ回す、股を広げる）、腸脛靭帯を緊張させる

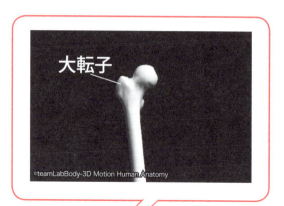

大転子

| トリガーポイント | 関連痛ゾーン |

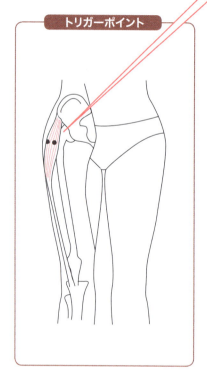
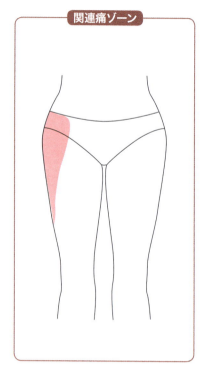

実技

　大腿筋膜張筋は上前腸骨棘（腸骨の前の上のほうにある出っ張り）に付着しているので、そこを目安に、脚の大腿部を内側に向けた時に緊張する外側表面の筋肉を見つけます。

　関連痛は、大腿部外側から膝に向けて発生します。

　まず、筋肉全体をニーディングでしっかりほぐしていきます。次に、ナックルまたは前腕で筋線維の流れに沿ってストリッピングをかけます。ある程度緩んだところで、今度はナックルで大腿筋膜張筋の筋線維の流れにクロスするように、クロスファイバーストロークを行います。

　トリガーポイントの位置は、大転子の前部あたりの2点を目安に、フリクションしながら触診していきます。硬い筋肉の面やロープ上のピンと張った索状硬結、あるいはポイント状の硬結を見つけたら、静止圧迫を繰り返します。

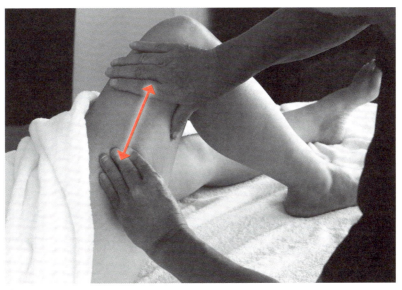

1 大腿筋膜張筋のニーディング。

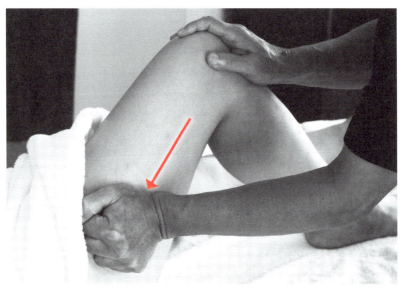

2 ナックルによる大腿筋膜張筋へのストリッピング。

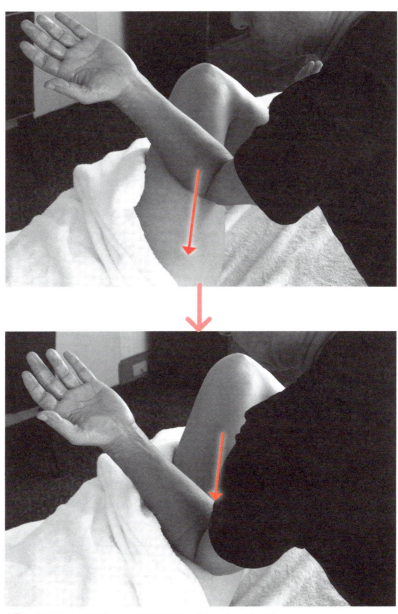

3 前腕の面を使用した大腿筋膜張筋へのストリッピング。

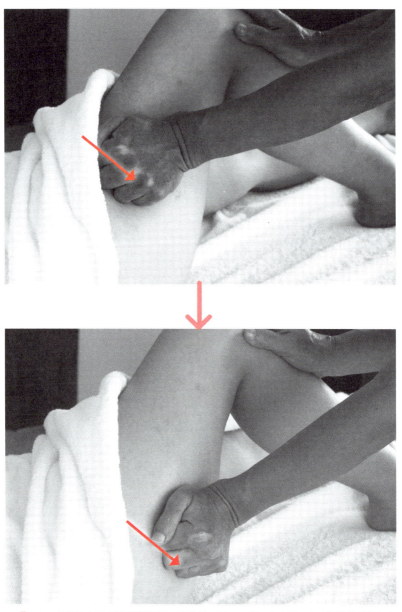

4 ナックルによる大腿筋膜張筋へのクロスファイバーストローク。筋線維の流れに直角にクロスするように圧を加えながら横断していく。

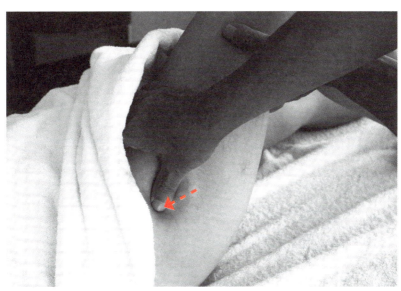

5 母指による大腿筋膜張筋のトリガーポイントへの静止圧迫。

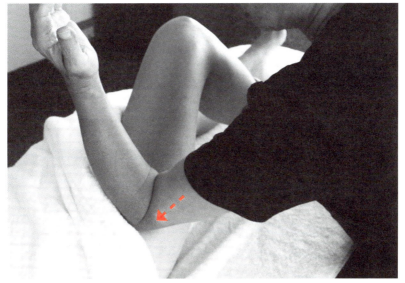

6 エルボーによる大腿筋膜張筋のトリガーポイントへの静止圧迫。

股関節の痛みに関係する筋肉

恥骨筋(ちこつきん)

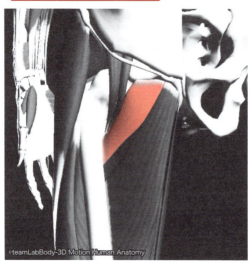

　恥骨筋は、文字通り恥骨につながる筋肉です。

　太ももを内側にひねる動き（股関節の内旋）に大きく作用しながら、太ももを前方へ振る（屈曲）、股を閉じる動作にも関係しています。関係するスポーツとしては、ランニング、陸上競技、体操競技、乗馬、サッカー、空手、キックボクシングなどが挙げられます。重たい物を持ち上げて動かす、長い時間椅子に腰かける、脚を組んだりすることも恥骨筋に悪影響を与えます。

　トリガーポイントは硬直した恥骨筋上に形成され、開脚する動きに制限がかかることもあります。

　関連痛は、鼠径部の深いところに鋭い痛みを訴えます。

起始：恥骨上枝
停止：大腿骨の恥骨筋線
作用：股関節の内旋、屈曲、内転（太ももを回転軸にして内向きに回旋する、大腿部を腹部側に引き上げる、開いた股の間隔を狭める）

トリガーポイント

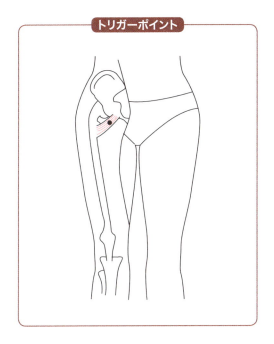

関連痛ゾーン

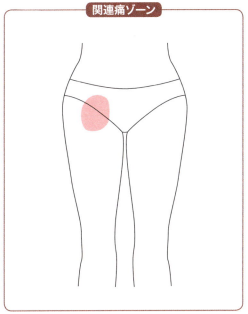

実践編　股関節の痛みに関係する筋肉

実技

　恥骨筋の位置は、太ももを腹部側に上げた時の鼠径部の屈曲部のすぐ下あたりを目安にします。

　ベッドの上で、痛みのあるほうの脚を少し開脚し、最初はエフルラージュで優しく、徐々に四指や母指で筋肉にしっかり圧が届くようストリッピングをしていきます。

　前ページのチャート図を参照しながらフリクションで触診していき、索状硬結や硬結を見つけたら、静止圧迫を繰り返します。鼠径部は大腿動脈や大腿神経が通っているため、血管の脈を感じる部分があれば、そこを避けてストロークや圧迫を行うようにします。また必要以上の圧は加えないように注意します。

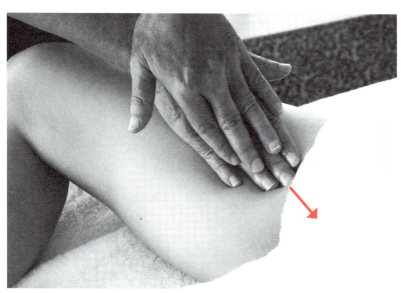

1　四指による恥骨筋のストリッピング。

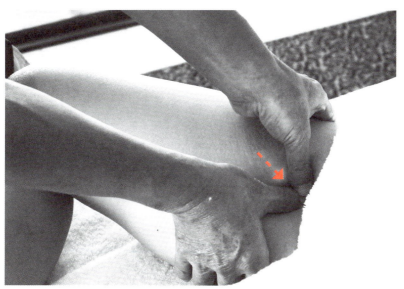

2 恥骨筋のトリガーポイントへの静止圧迫。

実践編 股関節の痛みに関係する筋肉

長内転筋と短内転筋

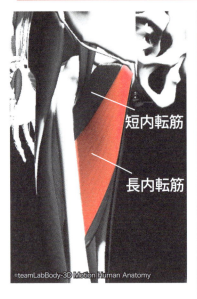
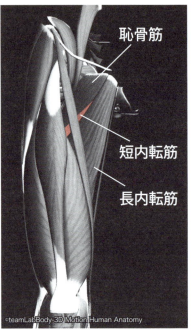

長内転筋

起始：恥骨結合前面、恥骨結節
停止：大腿骨の粗線内側唇
作用：股関節の内転（開いた股の間隔を狭める）、屈曲（大腿部を腹部側に引き上げる）

短内転筋

起始：恥骨結合、恥骨結節
停止：大腿骨の粗線内側唇
作用：股関節の内転（開いた股の間隔を狭める）、屈曲（大腿部を腹部側に引き上げる）

長内転筋と短内転筋は、鼠径部の痛みで最も原因となりやすい筋肉です。体操競技、ダンス、乗馬、スキー、長距離サイクリング、ハイジャンプ、フィギュアスケートなど、特に激しい開脚や股関節のひねりを求められる運動で痛めやすく、筋肉を引きつらせ、硬直化させます。

　トリガーポイントは、下着のブリーフラインに沿ったあたりに形成されやすく、大腿部の開脚や外旋の動きに制限をかけます。また、これらのトリガーポイントが膝を硬直させる原因となることもあります。

　関連痛は、股関節の深いところや、膝上にかけて起こります。しばしば変形性股関節症と診断される症状の原因は、このトリガーポイントに起因することもあります。また、変形性股関節症がトリガーポイントを活性化させることもあります。

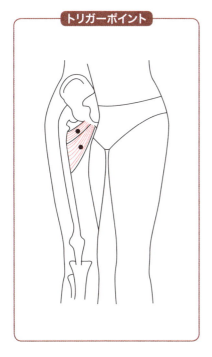
トリガーポイント

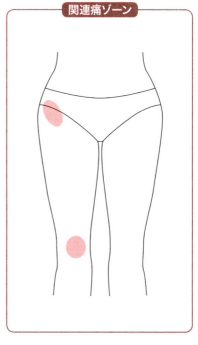
関連痛ゾーン

実技

　短内転筋は長内転筋のさらに下に位置し、短内転筋の上部が長内転筋から少しはみ出ているような構造になっています（174ページ筋肉図参照）。ここでは、長内転筋と短内転筋は同じ筋肉群ということでアプローチしていきます。

　まず、ベッドの上で、痛みのあるほうの脚を少し開脚します。筋肉の位置がわからない場合は、大腿部を内転した時に収縮する筋肉を確認します。

　大腿骨の付着部付近から恥骨への付着部へ向けて、最初はエフルラージュで優しく、徐々にしっかり筋肉に圧が届くように四指でストリッピングをしていきます。特に筋肉が張っているラインがあれば、さらに母指でストリッピングをかけます。

　チャート図を参照しながらフリクションで触診していき、索状硬結や硬結を見つけたら、10秒の静止圧迫を繰り返します。

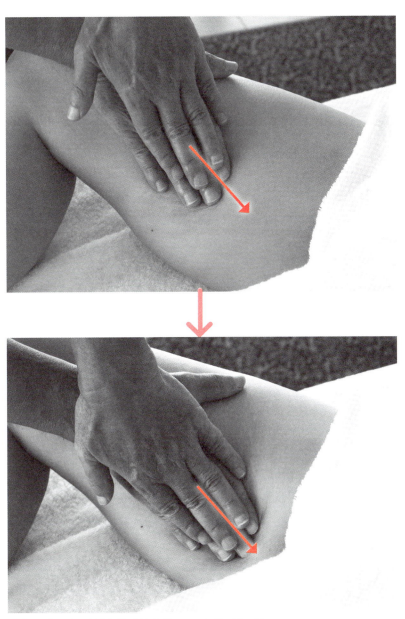

1　四指による長内転筋、短内転筋へのストリッピング。

実践編　股関節の痛みに関係する筋肉

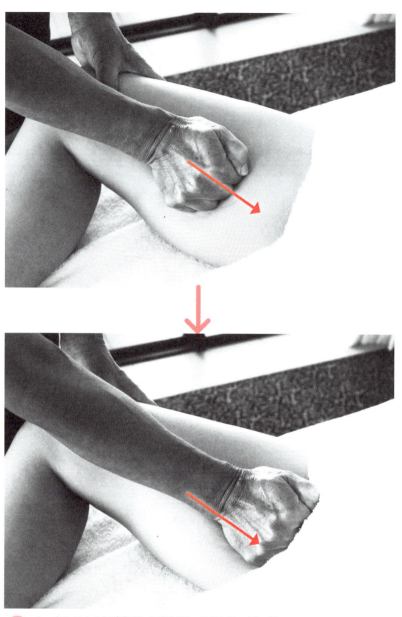

2 ナックルによる短内転筋、長内転筋へのストリッピング。

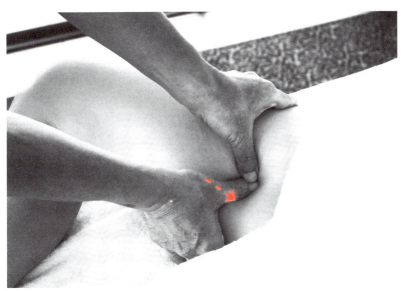

3 母指による短内転筋、長内転筋のトリガーポイントへの静止圧迫。

実践編 股関節の痛みに関係する筋肉

背部の痛みに関係する筋肉

広背筋（こうはいきん）

　広背筋は、背中にある大きく強靭な筋肉です。鉄棒で自分の身体を上に引き上げたり、ボートでオールを自分のほうに引き寄せるような動きで作用しています。肩甲骨外側から脇下へと向かう大円筋は、この広背筋の作用をサポートしています。

　広背筋は、野球、ボート、体操競技、スイミングなどのスポーツから、造園業による木の伐採や草取りなどの作業にいたるまで広く関わっています。過度に行うとトリガーポイントを形成する原因となります。

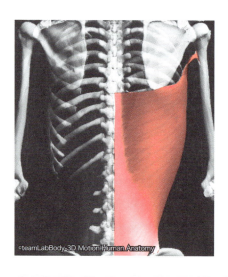

　広背筋が上腕骨へとねじれて付着する手前付近にできる第1トリガーポイントが活性化すると、肩甲骨下の中背部痛を発症させます。広背筋の下側にできる第2トリガーポイントは、側腹部に関連痛を起こします（次ページのチャート図参照）。

起始：第7胸椎～第5腰椎の棘突起、仙骨稜、腸骨稜
停止：上腕骨の小結節稜
作用：腕の内転、内旋、伸展（腕を下方に引く動作で働く筋肉。例えば、ボートをこぐ、物を後方に引っ張る動作）

トリガーポイント

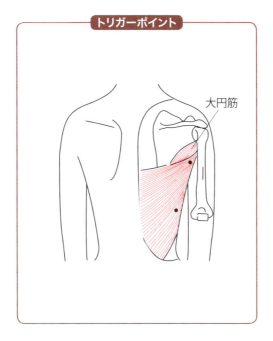

大円筋

関連痛ゾーン

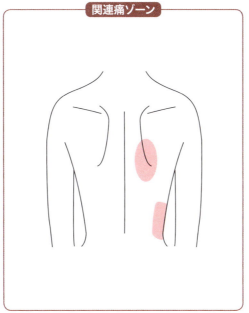

実践編　背部の痛みに関係する筋肉

実技

まず、広背筋をニーディングでほぐし、エフルラージュを行います。そして、ナックルを使用して、広背筋の筋線維に沿ってストリッピングをしていきます。

前ページのチャート図を参考にしながら母指でフリクションを加え、特に張っている部分を探していきます。索状硬結や硬結を見つけたら、静止圧迫をします。

大円筋と広背筋が交差するあたり（第1トリガーポイント）は、ピンサー圧迫で張っている筋肉を指で掴み揺するのも効果的です（184ページ写真4参照）。第2トリガーポイントは、母指やエルボーで圧していきます。

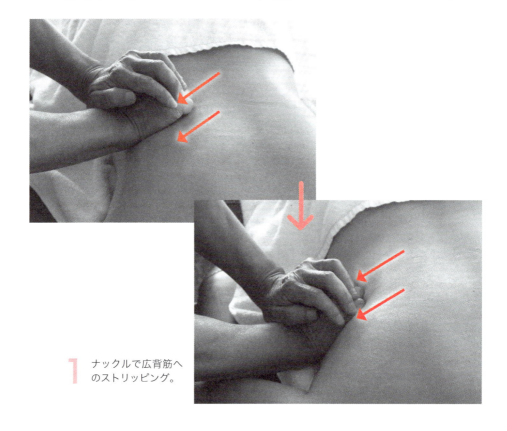

1 ナックルで広背筋へのストリッピング。

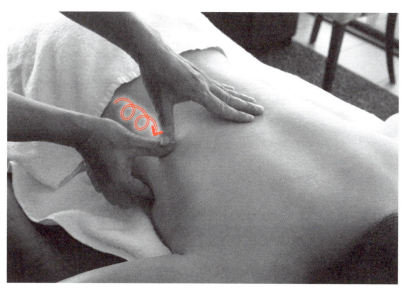

2 両母指による広背筋のフリクションで触診。

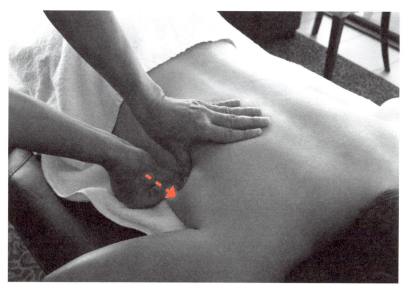

3 広背筋のトリガーポイントへの静止圧迫。

実践編 背部の痛みに関係する筋肉

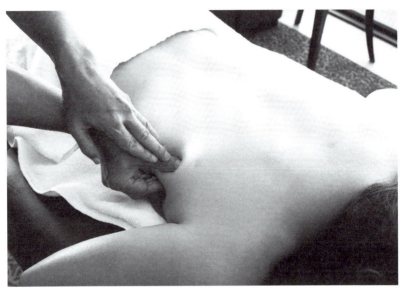

4 広背筋へのピンサー圧迫。

胸部の痛みに関係する筋肉

大胸筋（だいきょうきん）

　大胸筋は、鎖骨部、胸肋部と大きく2つの部位に分けられます。肩、腕のさまざまな動きに作用しています。

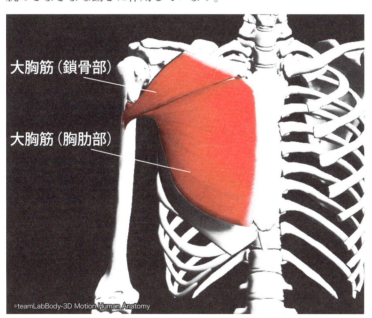

起始：鎖骨の内側半分、胸骨、第1～6肋骨の軟骨
停止：上腕骨の大結節稜
作用：上腕の内転（横にまっすぐ上に伸ばした腕を下げる）、上腕の内旋（肘を曲げた腕を外から内側へ回す動き、例えばテニスのフォアハンドでボールを打つ）。肩の屈曲（腕をまっすぐ前に伸ばす、例えばリレー走でバトンを渡す）、肩の屈曲（まっすぐ前に伸ばした腕を後ろに動かす、例えばリレー走でバトンを受け取る）、肩の水平内転（肘を伸ばした腕を外から内側へ動かす）

猫背のような姿勢は絶えず大胸筋を短縮させ、トリガーポイントを形成します。猫背の姿勢は頭頚部をいつも前方に突き出させるため、胸鎖乳突筋や斜角筋のトリガーポイント悪化の原因となります。また逆に、トリガーポイントをリリースすることにより、猫背を矯正することにつながります。

　長時間の前かがみの姿勢によるデスクワーク、荷物の上げ下ろし作業、スイミング、ジムトレーニング、重量挙げ、アーチェリー、砲丸投げなどの運動がトリガーポイントの要因となります。

　トリガーポイントが形成されると、腕の動作が制限され、胸を締め付けられるような痛み、時には痛みが腕のほうに放散されることもあります。胸の痛みは心臓疾患が原因のこともありますので、疑わしい場合は医師の診断を受けるようにクライアントにアドバイスしてください。

　大胸筋の鎖骨部にできるトリガーポイントは、肩の前面に痛みを生じさせます。胸肋部のトリガーポイントは胸全体に痛みを与え、また肘の内側に関連痛を起こすことがあります。

	トリガーポイント	関連痛ゾーン
大胸筋（鎖骨部）	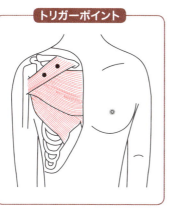	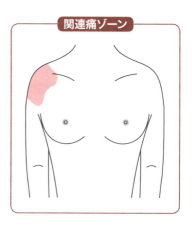
大胸筋（胸肋部）	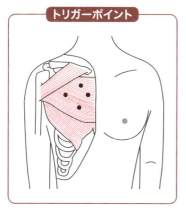	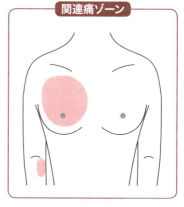
	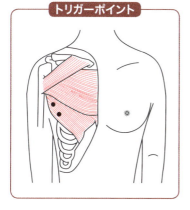	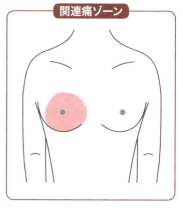

実践編　胸部の痛みに関係する筋肉

実技

　大胸筋全体にニーディングを行い、筋肉をほぐしていきます。充分にほぐれたら、まず鎖骨部と胸肋骨部に分けてアプローチしていきます。

　鎖骨部へのアプローチは、クライアントの鎖骨下あたりに四指を軽く置き、クライアントの片方の腕を斜め上に伸ばし、上下に揺らしていくと、鎖骨部の筋肉が動くので位置が確認できます(次ページ写真2参照)。四指でエフルラージュ、徐々に筋肉がウォームアップできたら、さらに深くストリッピングをし、筋肉を緩めていきます（190ページ写真3参照）。

　鎖骨部のチャート図(前ページ参照)の2点を参考に、硬結やトリガーポイントを触診し、硬い部分を見つけたら、静止圧迫していきます。また、鎖骨部の硬直した筋肉を二指や四指で掴んで、ピンサー圧迫する方法も効果的です（190ページ写真4参照）。

　次は、胸肋部です。クライアントの片方の腕を水平に伸ばしてから挙上し上下に揺らすと、胸肋部が動くので、その位置を確認します（191ページ写真5参照）。エフルラージュ、ストリッピングで硬くなった筋肉部分をほぐしてから、チャート図を参考に触診し、硬結やトリガーポイントを探っていきます。ポイントが見つかったら、母指で静止圧迫します。

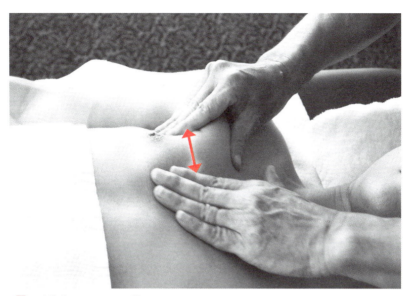

1 大胸筋のニーディング。

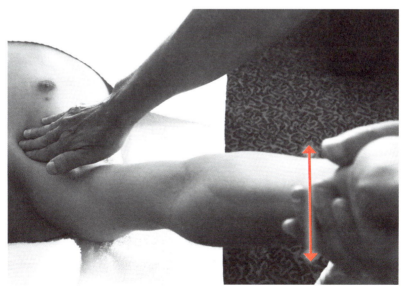

2 クライアントの腕を斜めに上げて上下に揺らすことにより、鎖骨部の筋肉が動くのを確認する。

実践編 胸部の痛みに関係する筋肉

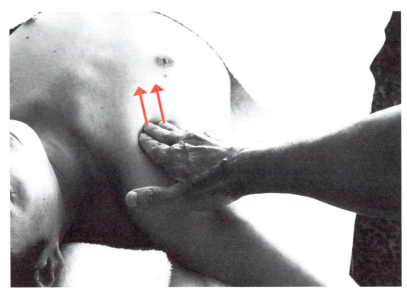

3 大胸筋の鎖骨部へのストリッピング。

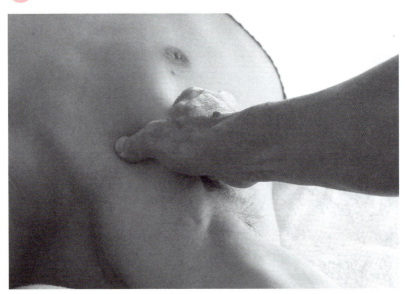

4 大胸筋の鎖骨部へのピンサー圧迫。

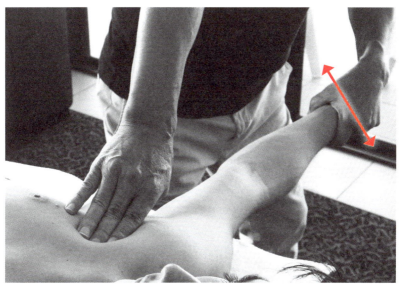

5 クライアントの腕を水平に伸ばし上下に揺らすことにより、大胸筋の胸肋部が動くのを確認する。

実践編 胸部の痛みに関係する筋肉

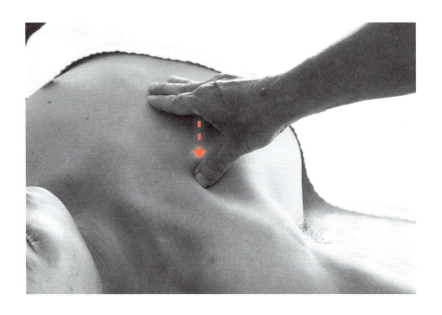

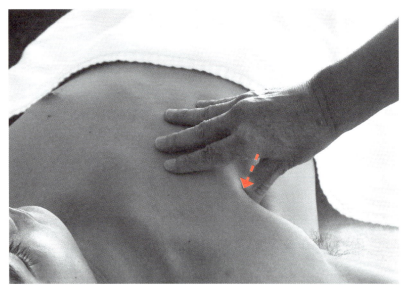

6 母指による、大胸筋の胸肋部のトリガーポイントへの静止圧迫。

肩関節周りの痛み
に関係する筋肉

肩甲下筋(けんこうかきん)

　肩甲下筋は、回旋筋腱板を成す筋肉群の1つです。四十肩や五十肩の原因となる筋肉の1つでもあります。肩や腕の回旋に関係しており、特に腕を頭上に挙げる反復的な動きでストレスがかかります。

　スイミング、野球のピッチング、テニスなどのスポーツから、ウェイトトレーニング、赤ん坊を頭上に上げ下げする動き、肩関節の脱臼、転倒による突然の肩部への負荷などもトリガーポイントを形成する要因となります。

　肩甲下筋にトリガーポイントができると、肩甲骨の外側付近の深い部分に痛みが出て、その関連痛は、手首の外側に発生することもあります。肩の痛みで肩関節周囲炎と診断された場合、肩甲下筋のトリガーポイントを非活性化することで、回復に至ることがあります。

＊他の回旋筋腱板の筋肉群である棘上筋、棘下筋、小円筋のトリガーポイントのアプローチに関しては、別巻『すぐわかる！すぐ使える！　トリガーポイント療法』を参照ください。

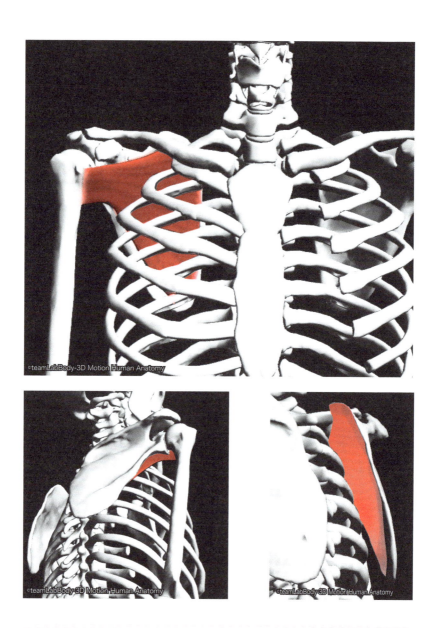

起始：肩甲骨の肩甲下窩
停止：上腕骨の小結節
作用：上腕の内旋（脇を締めたまま腕を内側に回す動き）

トリガーポイント

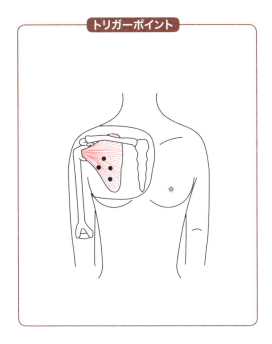

関連痛ゾーン

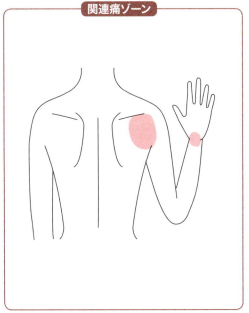

実践編 肩関節周りの痛みに関係する筋肉

実技

肩甲下筋は肩甲骨の裏側（前面）に位置しているので、外から触れるのが難しい面がありますが、仰向けの状態とうつ伏せの状態でのアプローチの仕方をご紹介します。

仰向けの場合は下の写真1のように、まず一方の手を肩甲骨の下に差し入れ、肩甲骨の内側縁に指を伸ばし引っ掛けて自分の手元に引っ張り、肩甲下筋にアクセスしやすくします。そして、腋窩（脇の下）からもう一方の四指を入れ込み、肩甲下筋をストリッピングしていきます。

うつぶせの状態では、肩甲骨を浮かした状態で、外側（外側縁）や内側（内側縁）から指を入れ込むことでアクセスし、緩めていきます（次ページ写真2、および198ページ写真3参照）。

触診をしながら索状硬結や硬結を見つけたら、静止圧迫を加えます。

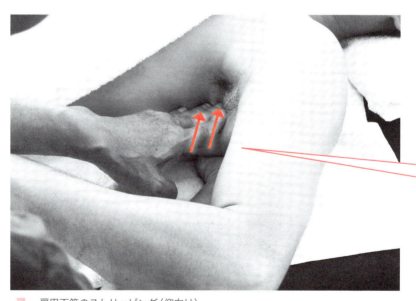

1 肩甲下筋のストリッピング（仰向け）
一方の手を肩甲骨の下に差し入れ、肩甲骨の内側縁まで指を伸ばす。内側縁の出っ張った骨に指を引っ掛け、自分の手元に引っ張り、肩甲下筋にアクセスしやすくなったところで、さらにもう一方の四指で肩甲下筋をストリッピングしていく。

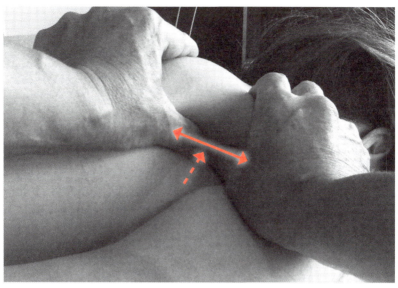

2 肩甲下筋の外側縁からのストリッピング（うつ伏せ）
クライアントの腕を背中に回し、肩甲骨を浮かせる。両母指を肩甲骨の外側縁から中に滑り込ませ、両母指を突き上げながらスライドさせ、筋肉の張っている部分を緩めていく。索状硬結や硬結を見つけたら、静止圧迫する。

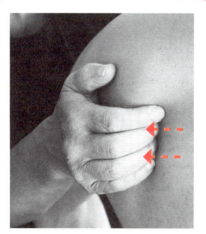

一方の手を肩甲骨の下に差し入れ、肩甲下筋にアクセスしやすくする。

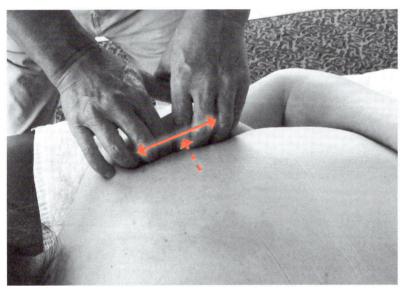

3 肩甲下筋の内側縁からのストリッピング（うつ伏せ）
両四指を肩甲骨の内側縁から中に入れ込み、肩甲骨の裏側にある肩甲下筋を四指で緩めていく。索状硬結や硬結を見つけたら静止圧迫する。

参考文献

「Myofascial Pain and Dysfunction, The Trigger Point Manual」Travell and Simon, Lippincot Williams and Wilkins.

「Trigger Point Therapy Workbook」Davies & Davies, New Harbinger Publications Inc.

「Basic Clinical Massage Therapy」James H.Clay/ David M.Pounds, Lippincott Williams & Wilkins/ Wolters Kluwer Health Inc.

「The Manual of Trigger Point and Myofascial Therapy」Dimitrios Kostopolos & Konstantine Rizopoulos, SLACK Incorporated

「Trail guide to the body」Andrew Biel, Books of Discovery.

「Neuromuscular Therapy Manual」Jocelyn Granger, Lippincott Williams & Wilkins/ Wolters Kluwer Health Inc.

「Deep Tissue and Neuromuscular Therapy」DVD, Sean Riehl, Real Bodywork

筋肉 CG teamLabBody

お・わ・り・に

　トリガーポイントは、本来ある筋肉のパフォーマンス発揮を阻害してしまう大敵です。

　筋肉への過剰な負担は筋肉や筋膜にさまざまなストレスを与え、筋線維に小さな結び目のようなものを作り、やがてそれが集まって硬結となります。さらに悪化するとトリガーポイントとなり、それが活性化することで痛みの信号を放散し関連痛を引き起こすということを、私たちはなんとなく見過ごしてきました。

　そこにもっと着目し、そのポイントを非活性化すれば、私たちの生活は、凝りの不快感や痛みから解放されるだけでなく、さまざまな運動障害の症状軽減や予防となります。深刻な障害を起こしてからでは治療に膨大な期間と費用がかかるだけでなく、常に再発の不安にもつきまとわれることになります。スポーツの世界においては、故障者リスト入りし、やがて選手リストからも消えていく……ということはよく耳にする話です。

　実は、私自身も中学からテニスを始め、この歳になるまで週2〜3回のプレイを楽しむテニス愛好家です。近年はラケットの進化などにより、昔では考えられないような無理な打ち方で、パワフルなボールを打てるようになりました。

　しかし、そうした過度なボールへのヒットとスピンで、悲鳴をあげて

いるのは肘の筋肉と関節です。やがて、私もテニス肘を発症し、半年以上もプレイできない状態が続いていました。そんな時、何とかその状態を打破できないかと、施術家の立場から試行錯誤で研究した結果が、この本の執筆に活かされています。

現在では、前腕や上腕の筋肉に索状硬結や硬結がないか、いつも自分でチェックし、そうした部分を見つけたら静止圧迫で少しずつ緩めていくように努めています。プレイ前のチェック、また、プレイ後も少しでも違和感を感じたら、トリガーポイント療法を行うようにしています。そのおかげで、最近は無理な打ち方やフォームでもテニス肘を再発することなく、楽しく健康的にプレーを楽しむことができています。

この書籍が、あらゆる運動障害で悩む方たちの身体の動きの向上に役立つとともに、スポーツ愛好家やアスリートたちの健全な筋肉維持や記録更新に貢献でき、より素晴らしいプレーで私たちに歓喜と感動を与えてくれることを願っています。

最後に、個人的なことではありますが、私の食事面や健康面を心のこもった献身的なサポートで支え続けてくれている私の妻、智佳子に対しこの場を借りて感謝を伝えたいと思います。

愛情を込めてありがとう！

マーティー松本

◎付録

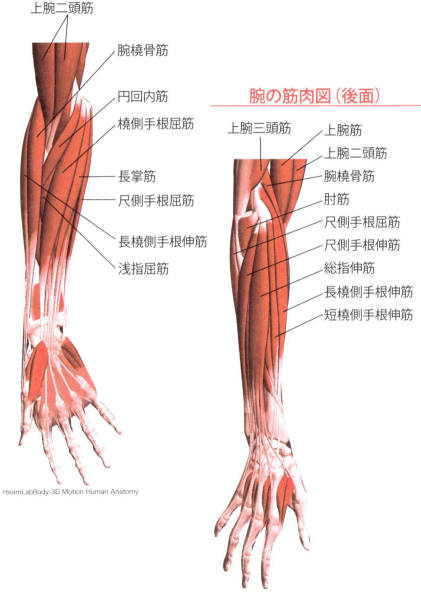

脚の筋肉図（前面）

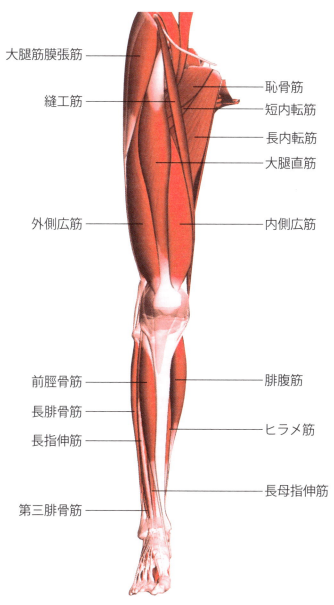

©teamLabBody-3D Motion Human Anatomy

◎付録

脚の筋肉図（後面）

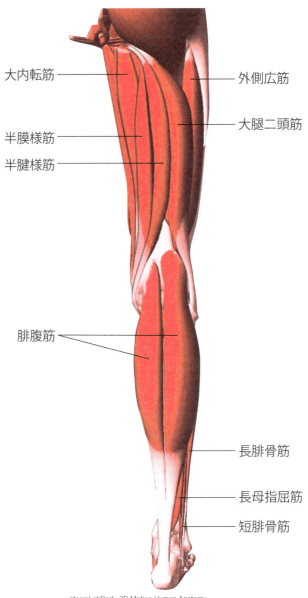

下腿の筋肉図(後面)
腓腹筋とヒラメ筋をはがした場合

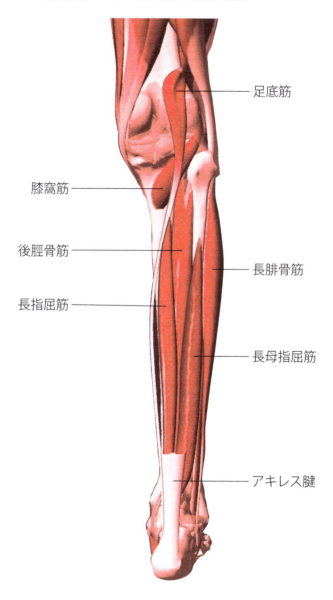

◎付録

脚の筋肉図（外側）

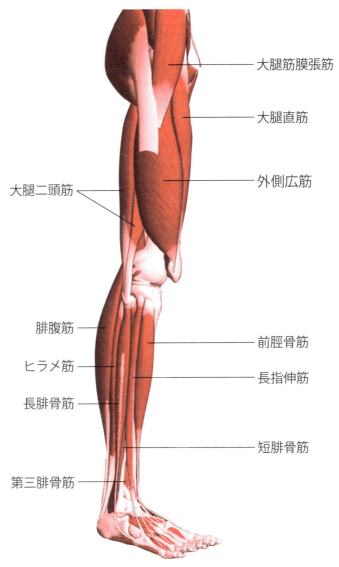

脚の筋肉図（内側）

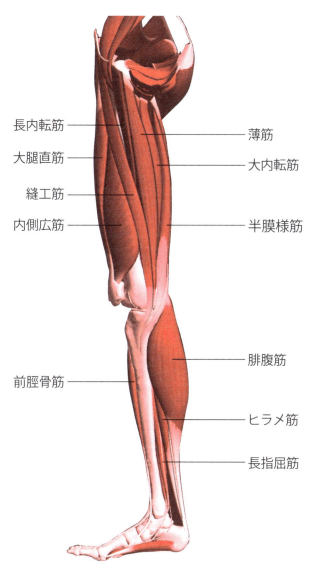

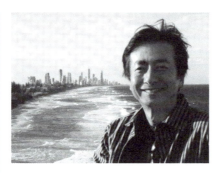

著者 マーティー松本

豪州認定（国家資格）リメディアルセラピスト。英国ITEC／英国IFA認定セラピスト。WATEC（世界アドバンスセラピー認定試験機構）代表。米国でMBA取得、日本のトップ企業で活躍後オーストラリアへ渡り、リメディアル（治療）セラピストとなる。豪州ゴールドコーストのリゾートホテル内でサロン（Future Therapy Remedial Massage & Spa）経営の傍ら、Future Therapy Academy Australiaを立ち上げ、技術指導に尽力している。著書に『すぐわかる！すぐ使える！ トリガーポイント療法』『自分ですぐできる！ 筋膜筋肉ストレッチ療法』、DVDに『セラピストのための、わかりやすい トリガーポイント療法』『オーストラリア・スタイル リメディアルセラピー』『筋膜筋肉ストレッチ療法』（いずれもBABジャパン発行）など。

制作協力 ● WATEC（世界アドバンスセラピー認定試験機構）　www.watec-therapist.com
Future Therapy Academy Australia　www.futuretherapy.com.au

写真撮影 ● Posix-inc. / Toru Uesugi
解剖図 CG ● teamLabBody-3D Motion Human Anatomy
イラスト＆本文デザイン ● 中島啓子
装丁デザイン ● 長久雅行

すぐできる！すぐ効く！
「動き」のトリガーポイント
運動機能を向上、スポーツ障害を予防改善

2019年7月1日 初版第1刷発行

著　者　　マーティー松本
発行者　　東口敏郎
発行所　　株式会社BABジャパン
　　　　　〒151-0073 東京都渋谷区笹塚1-30-11　4・5F
　　　　　TEL　03-3469-0135　　　FAX　03-3469-0162
　　　　　URL　http://www.bab.co.jp/
　　　　　E-mail　shop@bab.co.jp
　　　　　郵便振替 00140-7-116767
印刷・製本　中央精版印刷株式会社

ISBN978-4-8142-0212-6 C2077

※本書は、法律に定めのある場合を除き、複製・複写できません。
※乱丁・落丁はお取り替えします。

DVD Collection

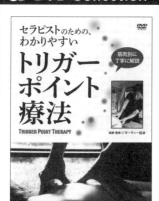

セラピストのための、わかりやすい
トリガーポイント療法

各筋肉を解剖学的に紐解き不調の原因に直接アプローチ!

緊張した筋肉はしこりを作り、神経を圧迫して痛みの原因になります。そして、それが引き金(トリガー)となり、離れた部位にまで痛みが広がっていく…。「トリガーポイント療法」はその不調の原因となる筋肉のポイントを探し出し、そこに直接アプローチすることにより、首、肩、腰、ひざなどの痛みや不具合の根本を解消。このDVDでは各筋肉ごとにトリガーポイントの場所と施術例を解説。あなたも「痛みの犯人」を見つけ、クライアントの不調の原因「トリガーポイント」を解消していきましょう。指導・監修:マーティー松本

◎収録時間89分　◎本体5,000円+税

オーストラリア・スタイル
リメディアルセラピー

**筋肉に対する多彩なテクニックが
オーダーメイドの施術を可能にする!!**

リメディアルセラピーは、豪州の主流トリートメントで、民間の保険も適用される「政府公認」施術法。肩こりや腰痛など様々な身体の不調に対し、こりの芯やトリガーポイントをほぐし、筋肉に働きかけて解消します。このDVDでは、9種のテクニックと、圧の掛け方などポイントを解説。あなたの施術が個性溢れる進化を遂げます。指導・監修:マーティー松本

◎収録時間91分　◎本体5,000円+税

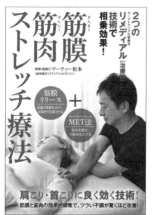

肩こり、首こりが驚くほど改善!
筋膜筋肉ストレッチ療法

**筋膜リリース+マッスルエナジーテクニック
2つのリメディアル(治療的)技術による相乗効果**

大好評書籍『トリガーポイント療法』のマーティー松本先生が豊富な施術実績を基に効果抜群の手技療法を考案。肩こり、首こりに深く関わる筋肉を「筋膜リリース」と「マッスルエナジーテクニック(MET法)」の二大テクニックでピンポイントに調整。各種サロン、施術院で直ぐに活かせる注目の最新技術が学べます。指導・監修:マーティー松本

◎収録時間83分　◎本体5,000円+税

BOOK Collection

痛み・凝りの誘因となるしこり（トリガーポイント）を見つけ出し、直接取り除く！

すぐわかる！すぐ使える！
トリガーポイント療法
関係する筋肉を理解すれば改善できる

本場オーストラリアでは、保険の対象となるほど効果の高いリメディアルセラピー。本書では、その中でもトリガーポイントにアプローチする施術法を中心として、症状別に解説します。トリガーポイントとは、痛みや不調の原因となる筋肉の硬結（しこり）。そこが引き金（トリガー）となり、離れた部位にまで痛みを引き起こします。クライアントの症状とニーズに応じた、"オーダーメイド"の施術だから効果絶大です。各症状に関係する筋肉をCGで詳解します。

CONTENTS
●■理論編
筋肉の構造／凝りのメカニズム／筋収縮とは／筋肉の種類／骨格筋と起始・停止／トリガーポイントとは？／トリガーポイントの構造／トリガーポイントの種類／トリガーポイント施術の前に／トリガーポイントを触診するには／トリガーポイントの施術法／トリガーポイントと筋肉／多層構造で構成される筋肉／トリガーポイント施術の心得／その他
■実践編―症状、筋肉別のトリガーポイント施術方法　●肩凝りに関係する筋肉　●首凝り、頭痛に関係する筋肉　●背痛に関係する筋肉　●腰痛、坐骨神経痛に関係する筋肉　●筋肉痛、こむらがえりに関係する筋肉　その他　付録　全身の筋肉と骨格

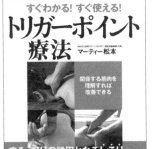

◎マーティー松本著
◎A5判
◎180頁
◎本体1,600円+税

本場オーストラリア国家資格者の"治療的セラピー"だから効く！

肩こり全快！自分ですぐできる！
筋膜筋肉
ストレッチ療法

筋膜の癒着をはがし、柔軟性を回復させる筋膜リリースと、筋肉を緩め可動域を広げるMET法（マッスルエナジーテクニック）、さらにトリガーポイントリリースも組み合わせ、肩こり・首こりをスッキリ解消させます。「伸ばす、戻す、抵抗する」で筋膜&筋肉をゆるめ、血流がアップします！

CONTENTS
●◎理論編　筋膜と筋肉を知って肩こりを解消！
・まず、筋肉と筋膜について知ろう！（正しい姿勢とは？／あなたの姿勢は正しい？／筋肉とは？／筋肉の凝りとは？／筋膜とは？／筋膜の癒着、ズレとは？）・筋肉の凝りや筋膜の不具合を解消する3つのテクニック（①筋膜リリース　②MET法［マッスルエナジーテクニック］　③トリガーポイントリリース）・マーティー流 筋膜筋肉ストレッチ療法とは？・急増する、肩こり・首こり

◎実践編　肩首周りの筋膜筋肉に効くストレッチ療法のやり方
・ストレッチ療法1〜17　・トリガーポイントリリース（頭痛を軽減するトリガーポイント／肩こりを軽減するトリガーポイント／肩甲骨周りのトリガーポイント／再び姿勢チェック／セルフケア法の注意点）

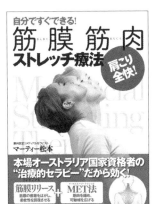

◎マーティー松本著
◎A5判
◎132頁（オールカラー）
◎本体1,600円+税

Magazine Collection

アロマテラピー＋カウンセリングと自然療法の専門誌

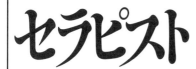

スキルを身につけキャリアアップを目指す方を対象とした、セラピストのための専門誌。セラピストになるための学校と資格、セラピーサロンで必要な知識・テクニック・マナー、そしてカウンセリング・テクニックも詳細に解説しています。

- ●隔月刊〈奇数月7日発売〉 ●A4変形判 ●164頁
- ●本体917円＋税
- ●年間定期購読料 5,940円（税込・送料サービス）

Therapy Life.jp
セラピーのある生活

http://www.therapylife.jp/

セラピーや美容に関する話題のニュースから最新技術や知識がわかる総合情報サイト

| セラピーライフ | 検索 |

業界の最新ニュースをはじめ、様々なスキルアップ、キャリアアップのためのウェブ特集、連載、動画などのコンテンツや、全国のサロン、ショップ、スクール、イベント、求人情報などがご覧いただけるポータルサイトです。

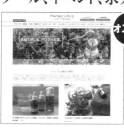

オススメ

『記事ダウンロード』…セラピスト誌のバックナンバーから厳選した人気記事を無料でご覧いただけます。

『サーチ＆ガイド』…全国のサロン、スクール、セミナー、イベント、求人などの情報掲載。

WEB『簡単診断テスト』…ココロとカラダのさまざまな診断テストを紹介します。

『LIVE、WEBセミナー』…一流講師達の、実際のライブでのセミナー情報や、WEB通信講座をご紹介。

スマホ対応　隔月刊 セラピスト 公式Webサイト

ソーシャルメディアとの連携

 公式twitter 「therapist_bab」

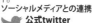 『セラピスト』facebook公式ページ

トップクラスの技術とノウハウがいつでもどこでも見放題！

THERAPY COLLEGE　WEB動画講座

セラピーNETカレッジ

www.therapynetcollege.com　| セラピー 動画 | 検索 |

セラピー・ネット・カレッジ（TNCC）はセラピスト誌が運営する業界初のWEB動画サイトです。現在、150名を超える一流講師の200講座以上、500以上の動画を配信中！　すべての講座を受講できる「本科コース」、各カテゴリーごとに厳選された5つの講座を受講できる「専科コース」、学びたい講座だけを視聴する「単科コース」の3つのコースから選べます。さまざまな技術やノウハウが身につく当サイトをぜひご活用ください！

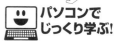 パソコンでじっくり学ぶ！

 スマホで効率よく学ぶ！

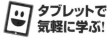 タブレットで気軽に学ぶ！

月額2,050円で見放題！　毎月新講座が登場！
一流講師180名以上の250講座を配信中!!